JN079227

ねこ瞑想

毎日5分　ねこになる

著・前田理子

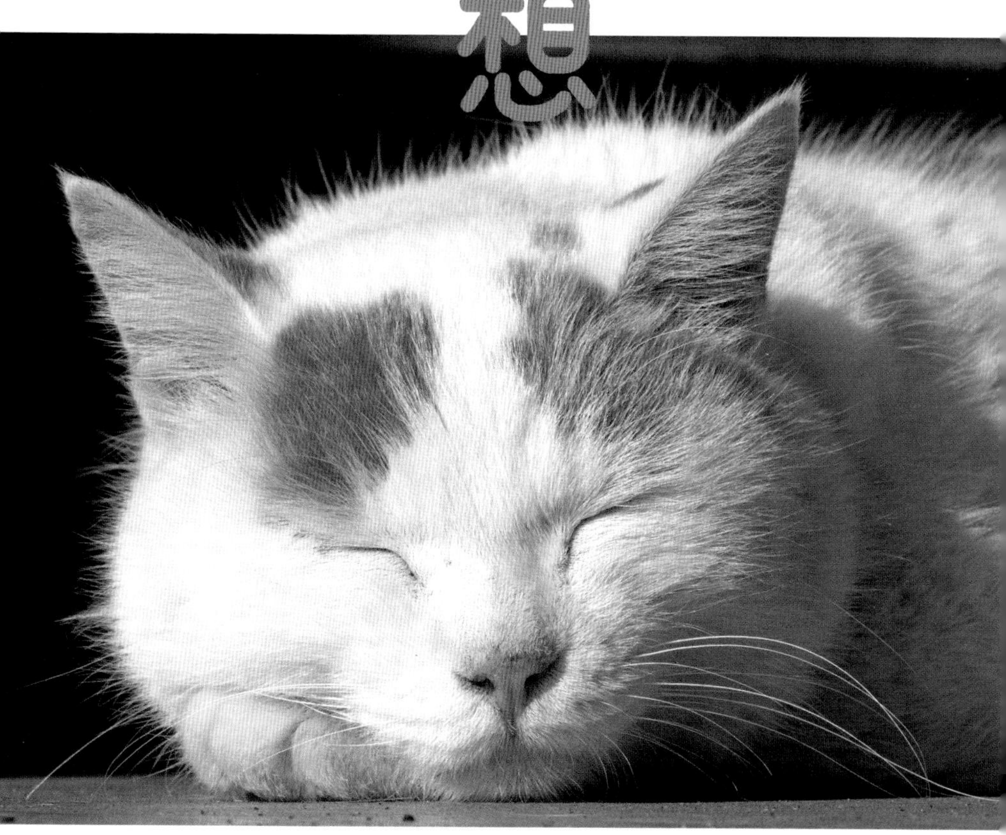

はじめに

数ある本の中から本書を選んでくださり、ありがとうございます。
私は、猫がいないと夜も日も明けない猫好きです。きっとこの本を手にしてくださったあなたも、大の猫好きでしょう。そして、瞑想に興味があるか、もしくは瞑想を通して自分に変化をもたらしたいと思っている方ではないでしょうか？　中には、瞑想に興味はあっても、なんだか怪しそうで敬遠したり、修行のような印象があって手を出せなかった方もいるかもしれません。

私も以前は瞑想に苦手意識があり、遠ざけていました。でも一旦始めてみると、方法はとてもシンプルで、深い呼吸と意識的に脳を休ませる15分程度の瞑想で、癒しとリラックス効果を得られたのです。ビジネスの世界でもかねてから瞑想の効果が活用されてきました。集中力や生産性、コミュニケーション力の向上、ストレス対策などの目的で、名だたる企業が導入しているのです。グーグル、アップル、ヤフーなども積極的に取り入れていますので、瞑想は広く認知されてきているといえるでしょう。

ビジネスマンでなくても、現代社会に生きる私たちは、日々の生活や溢れる情報に追い立てられ、常にストレスにさらされています。さらにここ数年で、私たちを取り巻く環境も地球規模で変化し、未曾有の自然災害が毎年のように世界中で起きています。追い打ちをかけるように新型ウイルスも蔓延し、経済や私たちの生活様式を一変させる新たな脅威となっています。あらゆることが予測不能なこの時代、誰もが心に「怖れ」と「不安」を抱え、見えない明日と向き合っています。そんな今を生きる私たちには、心からの癒しとリラックスが何より必要といえるでしょう。

そう思った時、ふっと大好きな猫が浮かんできました。

温かくてふわふわして、柔軟でしなやかな猫。お腹に顔を埋めれば、お日様の匂いがする猫。彼らは、一瞬で心を溶かし、私たちを癒してくれます。そして、どんな時も自分の気持ちに正直で、今というこの瞬間とシンプルに向き合い生きています。彼らは腕の中にすっぽり収まる小さな生きものでありながら、私たちが心の底で願う自由や自分らしさ、さらには平安までもぎゅっと詰め込んだ大きな存在といえるでしょう。そんな猫たちを取り入れ、彼らがナビゲートしてくれる瞑想なら、より多くの人が瞑想に興味を持ってトライできるかもしれない……そう考えたのです。

本書では、直接猫の身体に触れたりゴロゴロ音を聞くことはしませんが、あなたの心と身体をやさしくほぐしてくれる、様々なタイプの猫が登場します。瞑想で彼らの柔らかな身体を思い描きながら、澱(おり)のように溜まった疲れを癒し、恐れや不安、悲しみなどのネガティブな感情を解き放って、どんな時でもどっしりと構えられる心と、イキイキとした本来のあなたを呼び覚ましてみませんか?

CONTENTS

光昭の猫写真集

岩合光昭・著
辰巳出版

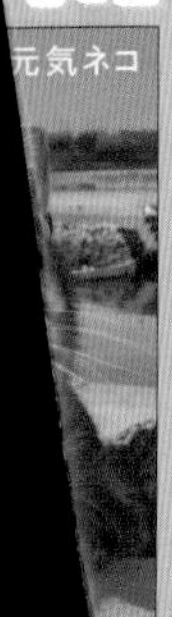

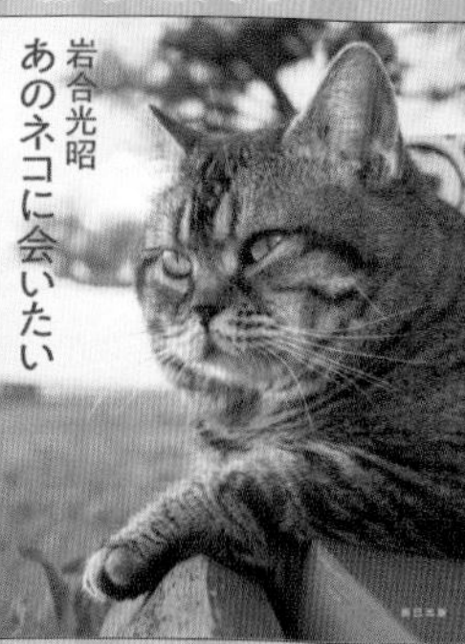

コ

出版

をはじめと
迫力たっ

あのネコに会いたい

定価：1,870円（税込）
オールカラー128ページ　辰巳出版
ISBN978-4-7778-2939-2
これはまるでスター猫の世界選抜！ テレビ、映画、雑誌で岩合ファンの心をつかんだ、いい猫(こ)たちがここに集結。

ムック

より
（税込）

落な大人
。「岩合
新美敬子
「沖昌之
」など
。
3・6・

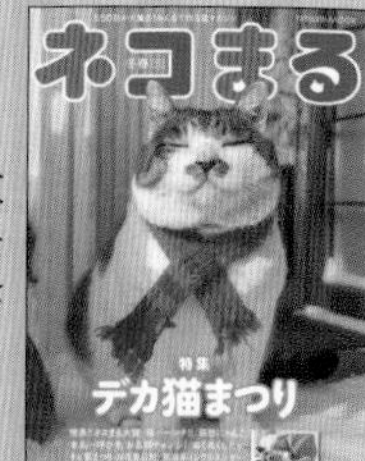

ネコまる

定価1,100円（税込）
タツミムック
読者参加型の投稿誌。飼い主さんだからこそ撮れたリラックス写真やプロ顔負けの奇跡の一瞬を捉えた作品など秀作揃い。
年2回（5・11月）発売。

が加算されております。
てお求めください。
さい。nekobiyori@tatsumi-publishing.co.jp

13-0033　東京都文京区本郷1-33-13 春日町ビル5F
03-5931-5920(代表) FAX 03-6386-3087(販売部)
AIL info@tg-net.co.jp　https://TG-NET.co.jp/

辰巳出版グループの猫の本

シリーズ累計8万部 沖昌之『必死すぎるネコ』

糸井重里さん・加藤一二三さん・黒柳徹子さん・藤あや子さん
かまいたち山内健司さんらが揃って絶賛した
クスッと笑えるベストセラーシリーズ！

沖昌之・著　B5変型判　オールカラー96ページ

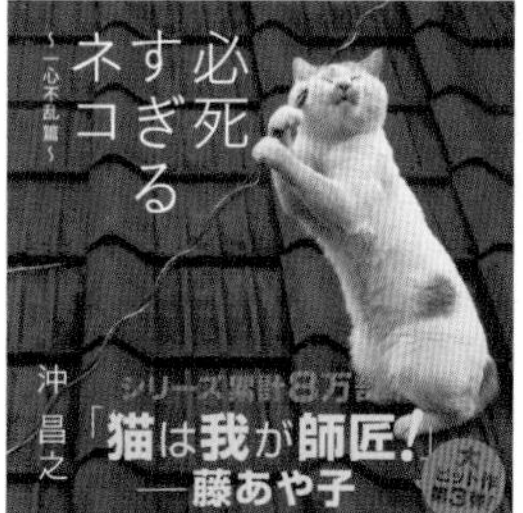

必死すぎるネコ〜一心不乱篇〜
定価1,430円（税込）辰巳出版
ISBN978-4-7778-2878-4

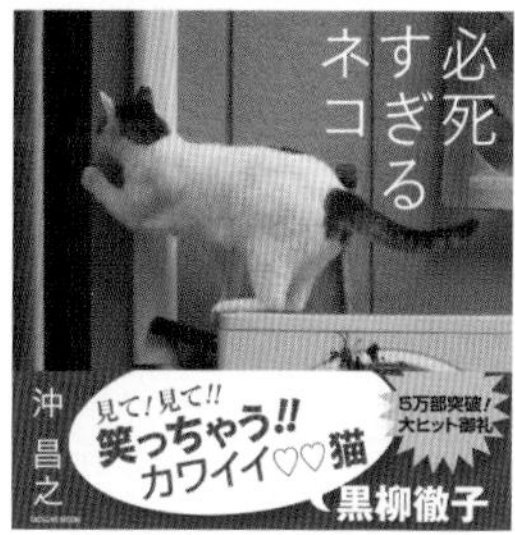

必死すぎるネコ
定価1,320円（税込）タツミムック
ISBN978-4-7778-1945-4

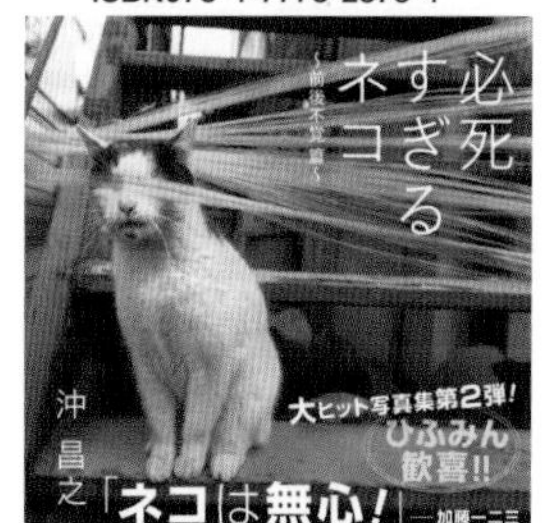

必死すぎるネコ〜前後不覚篇〜
定価1,320円（税込）タツミムック
ISBN978-4-7778-2277-5

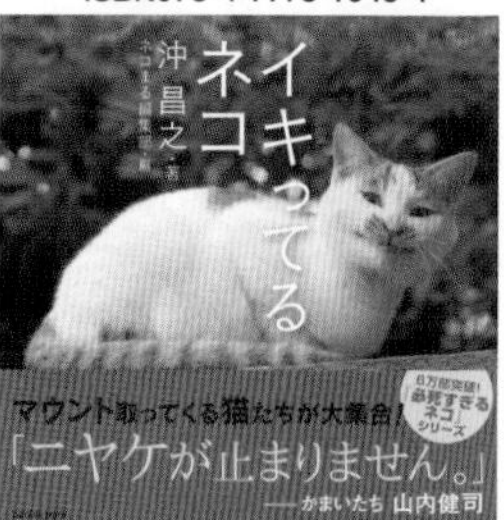

イキってるネコ
ネコまる編集部・編　定価1,320円（税込）
タツミムック ISBN978-4-7778-2769-5

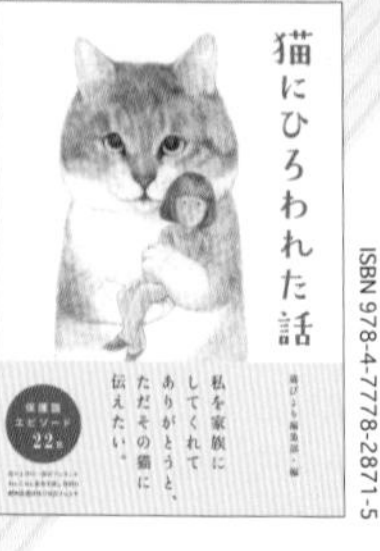

ISBN 978-4-7778-2871-5

猫にひろわれた話

猫びより編集部・編　定価1,540円（税込）
A5判　オールカラー160ページ　辰巳出版
SNSの人気猫、笑える話、感動の物語…猫専門誌『猫びより』『ネコまる』から珠玉の保護猫エピソードを22話収録。装画は『俺、つしま』おぷうのきょうだいさんの描きおろし。売り上げの一部が全国の動物保護団体に寄付されます。

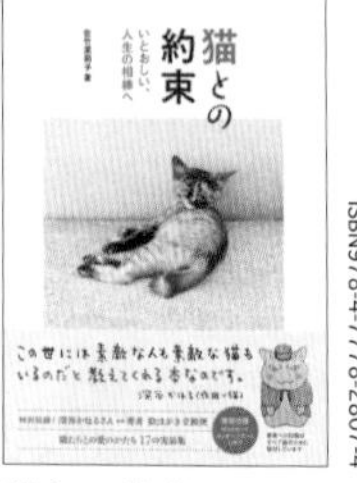

ISBN978-4-7778-2807-4

猫との約束

佐竹茉莉子・著
定価1,430円（税込）A5判
オールカラー144ページ　辰巳出版
猫への愛おしさがあふれ出す！17の実話で綴る、巡り合った猫たちと交わしたしあわせの「約束」。

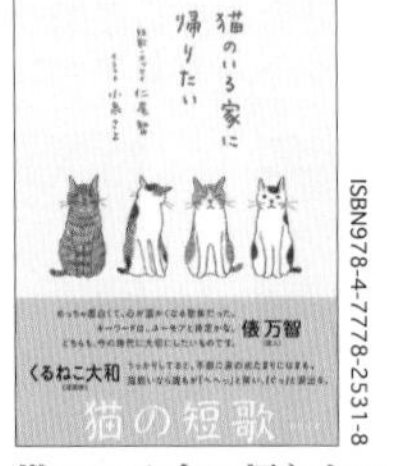

ISBN978-4-7778-2531-8

猫のいる家に帰りたい

仁尾智・短歌・文
小泉さよ・絵
定価1,430円（税込）A5判
オールカラー112ページ　辰巳出版
(たぶん)世界初の猫歌人・仁尾智による、猫との暮らしの悲喜こもごも。

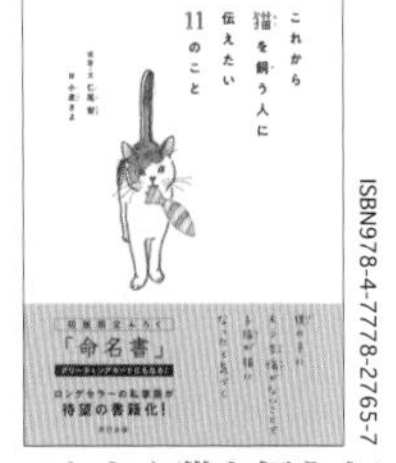

ISBN978-4-7778-2765-7

これから猫を飼う人に伝えたい11のこと

仁尾智・短歌・文　小泉さよ・絵
定価1,430円（税込）四六判
オールカラー48ページ　辰巳出版
猫歌人・仁尾智さんが11の短歌とエッセイで綴るメッセージ。

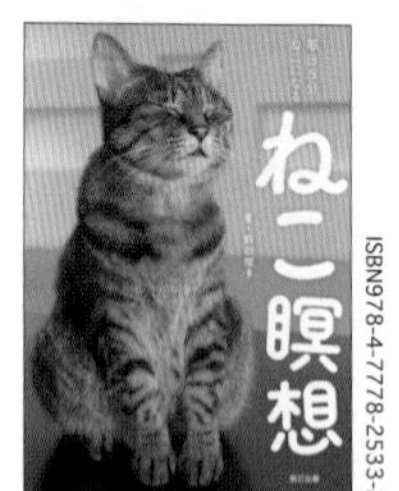

ISBN978-4-7778-2533-2

ねこ瞑想

前田理子・著
定価1,540円（税込）A5判
オールカラー128ページ　辰巳出版
猫に教わる世界一やさしい瞑想入門。猫写真を眺めながらニャンとも幸せな気分でリラックスできます。

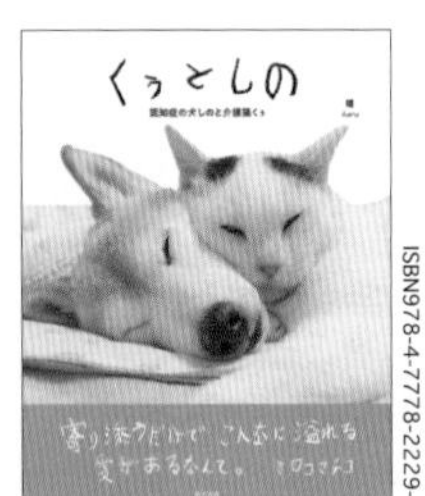

ISBN978-4-7778-2229-4

くぅとしの
～認知症の犬しのと介護猫くぅ～

晴・著　A5変型判
定価1,320円（税込）
オールカラー112ページ　辰巳出版
Instagramの大人気アカウント「ひだまり日和」のくぅとしのフォトエッセイ。

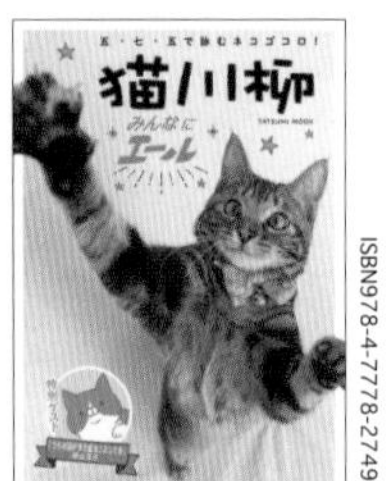

ISBN978-4-7778-2749-7

猫川柳 ～みんなにエール～

猫川柳編集部・編
定価1,210円（税込）A5判
オールカラー112ページ　タツミムック
おもしろ＆癒しの猫写真で川柳を詠む人気シリーズ。イラストレーター・卯山玉子さんが川柳＆イラストをゲスト投稿♪

いちばん役立つペットシリーズ

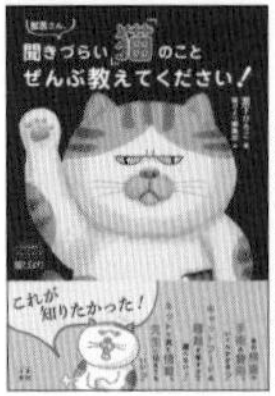

ISBN 978-4-528-02399-4

獣医さん、聞きづらい「猫」のことぜんぶ教えてください！

定価1,540円（税込）144ページ
治療法・お金・愛猫の悩み…面と
って聞きづらかったことに答え

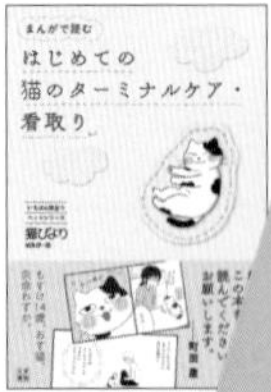

まんがで読む は
猫のターミナル

定価1,430円（税
愛猫の命が残り
とき、飼い主に

映画に

ストリー
服部京子・訳
277ページ

猫専門誌
猫と人と
猫びよ

岩合

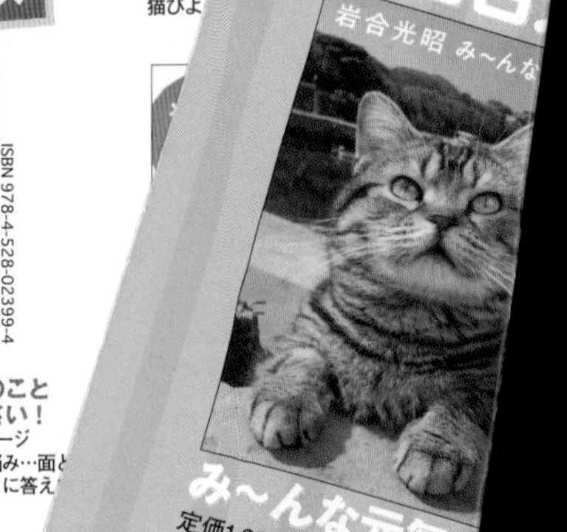

岩合光昭 み～んな

み～んな元気ネ
定価1,980円（税込）A4判
オールカラー96ページ　辰巳
ISBN978-4-7778-2770-1
岩合さんの写真とベーコン君
する猫たちの魅力を堪能でき
ぷりの大判写真集。

雑誌・定期

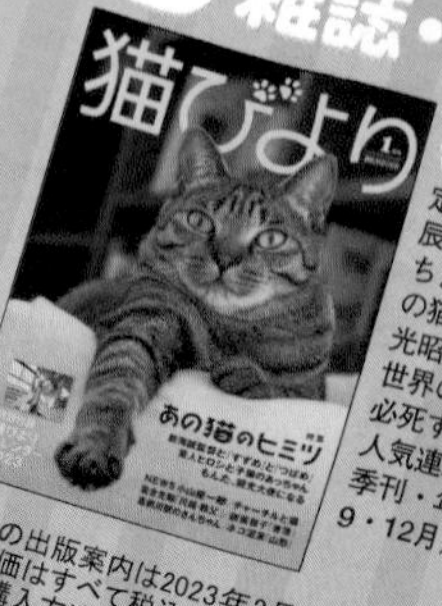

猫びよ
定価1,250円
辰巳出版
ちょっとお洒
の猫マガジン
光昭の猫」
世界の旅猫」
必死すぎるネ
人気連載も多
季刊・年4回
9・12月）発売

●この出版案内は2023年2月現在のものです。
●定価はすべて税込み表示です。消費税(10%
●ご購入方法:お近くの書店またはネット書店に
●内容については編集部にメールでお問合せく

お問合わせ先▶
辰巳出版株式会社

PART 1 猫は瞑想のベストパートナー

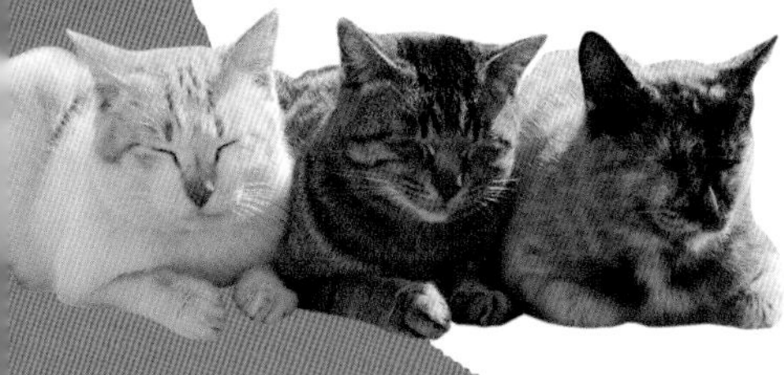

瞑想で前向きな私を取り戻す

悩みと不調をひもといて心と身体を解放しよう

今、あなたは幸せですか？

——そう聞かれて、自信を持って「ハイ！」と答えられる方は、果たしてどれくらいいるでしょう。ほとんどの人が悩みの一つや二つを抱えているものです。でも、いざ「あなたの悩みを教えてください」と言われると、うまく自分の悩みを説明できなくて考え込んでしまう……そんなことはありませんか？

私たちは日々、とても忙しく過ごし、仕事や社会的役割をこなすことにも追われています。忙しいという漢字が「心を亡くす」と書く通り、私たちは忙しさのあまり自分の悩みと向き合えないほど、心をないがしろにしているのかもしれません。

そんな〝心〟を取り戻すのに最適なのが瞑想です。瞑想はリラックスして自分の心を見つめ、素直な声に耳を澄ますもの。でも、なじみがなければ敬遠してしまう人も多いのではないでしょうか？

本書は、初めての方でも楽しく進められるよう、自分の心に正直な猫たちがあなたの緊張を解きほぐしつつ、やさしく瞑想に導いてくれます。読み進むにつれ、悩みや不調に気づかされ、自分を労わる気持ちが高まります。その第一歩として、まずはあなたのお悩みをひもといていきましょう。

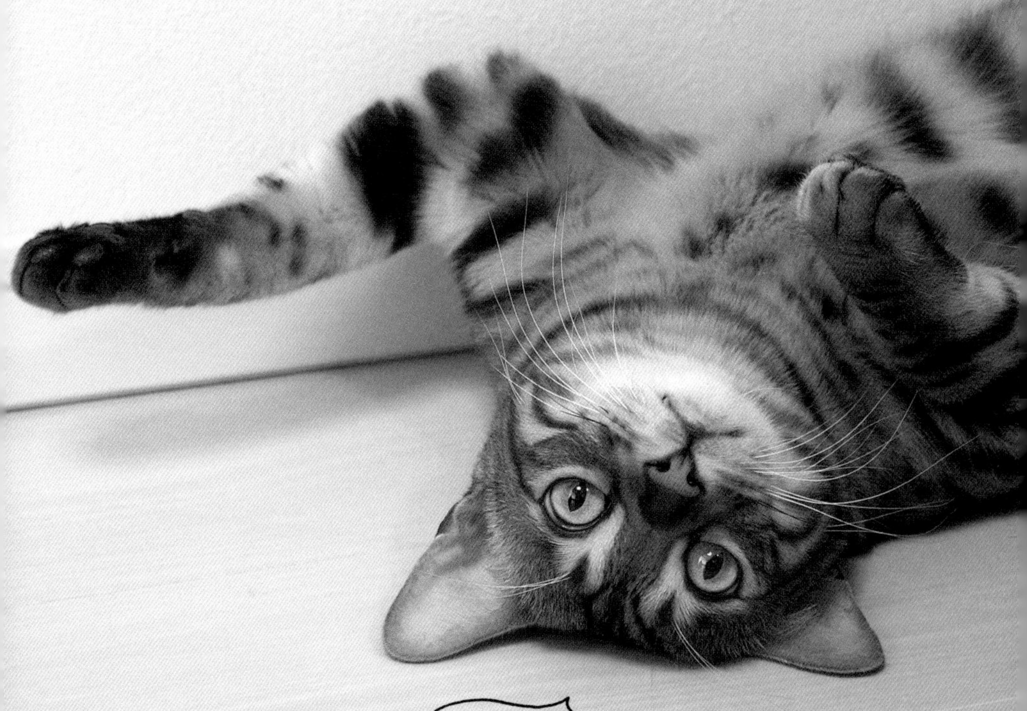
心を開くにゃ♪

自分の悩みと向き合おう

心身の状態を自覚するのは健康の第一歩。
次のチェックリストで1つでも当てはまるものがあれば、瞑想をおすすめします。

メンタル面

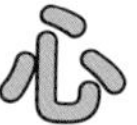
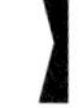

- ☑ 1 過去の失敗をくよくよと悩み続ける
- ☑ 2 情報に左右されて自分で判断できない
- ☑ 3 自分には価値がないと思ってしまう
- ☑ 4 ささいなことでイライラする
- ☑ 5 好き嫌いが激しく他人を非難してしまう
- ☑ 6 なかなか寝つけず眠りも浅い
- ☑ 7 他人の目や評価が気になって仕方ない
- ☑ 8 人の意見を聞き入れられない
- ☑ 9 自分の考えを上手く伝えられない
- ☑ 10 明日や将来のことが心配でならない

※項目に当てはまることが、何らかの疾患を予測するものではありません。また、瞑想によってすぐに悩みや不調が解消されるわけではありません。

フィジカル面

【 身体 】

- ☑ 1 風邪を引きやすくなかなか疲れが取れない
- ☑ 2 目が疲れやすく視力の低下もある
- ☑ 3 肩が凝りやすく耳鳴りがする
- ☑ 4 皮膚が弱く年中カサカサで痒みもある
- ☑ 5 原因不明の頭痛に悩まされている
- ☑ 6 生理痛がひどく治療しても緩和されない
- ☑ 7 いつも足先や身体が冷えて体力もない
- ☑ 8 疲れると腰が重くなり次第に痛みへ変わる
- ☑ 9 すぐにお腹が痛くなり下痢をしやすい
- ☑ 10 心臓や呼吸器の疾患がないのに動機・息切れがしやすい

瞑想は脳のエステ

数々の不調が瞑想で解決できると聞いても、ピンとこないかもしれませんね。まずは瞑想が心身に良い影響をもたらすしくみを簡単に説明しましょう。

人間には、身体を安定した状態に保ってくれる自律神経という機能があります。自律神経は交感神経と副交感神経の2つに分かれていて、交感神経は息を吸ったり、身体を動かしている時に優位になります。副交感神経は息を吐いたり、リラックスした時に優位になります。

私たちは忙しい日々の中で、肩や胸だけでおこなう浅く短い呼吸を繰り返しています。すると交感神経が優位の状態が続き、次第に自律神経のバランスが崩れ、頭痛や肩凝り、不眠などの不調が起こり、メンタル面にも影響を及ぼします。

一方、深い呼吸は、お腹や胸の深い部分でおこないます。瞑想で深い呼吸をおこなうと、副交感神経が優位に働いて自律神経が整うため、心身の不調が改善されていきます。

そして瞑想は心身のみならず、脳にも良い影響をもたらします。

瞑想は目を瞑り、意識的に思考を止めます。思考が止まり脳がリラックスした時、脳の回路は活発化します。古い思考でいっぱいの脳を整理整頓し、不要なものを一掃するのです。お肌のピーリングや部屋の掃除のように、いらなくなったものを捨てることで巡りが良くなる——その効果は〝脳のエステ〟といえるでしょう。

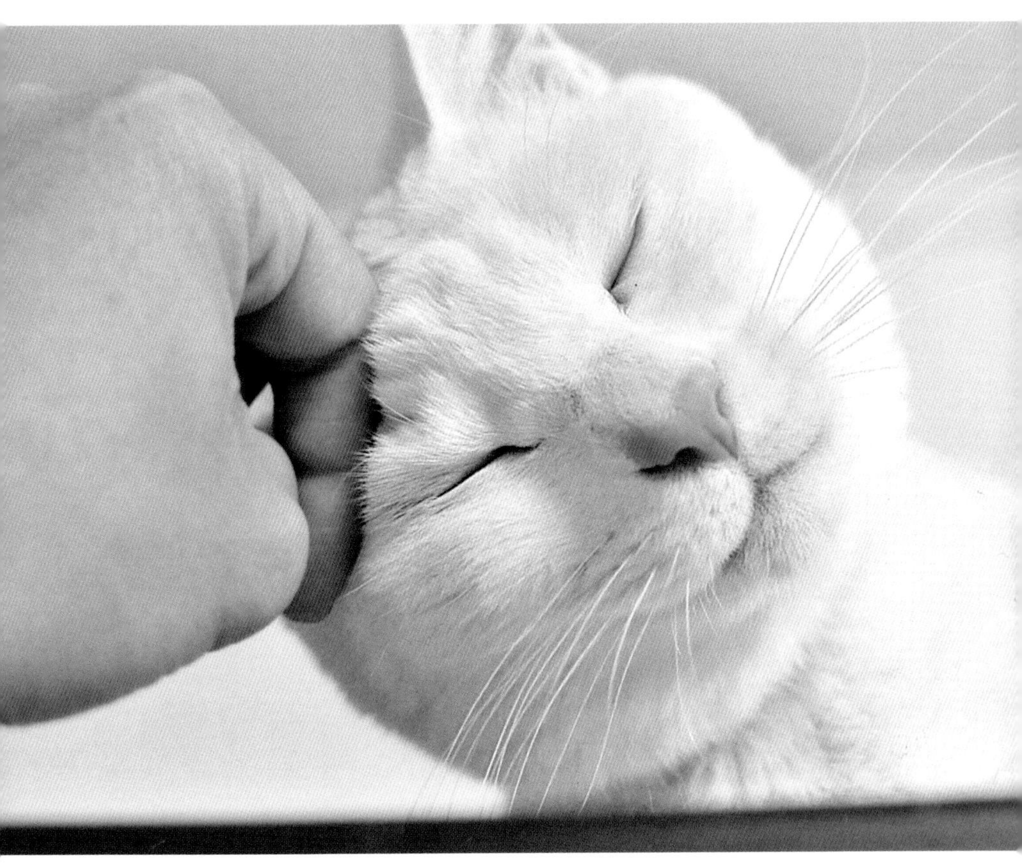

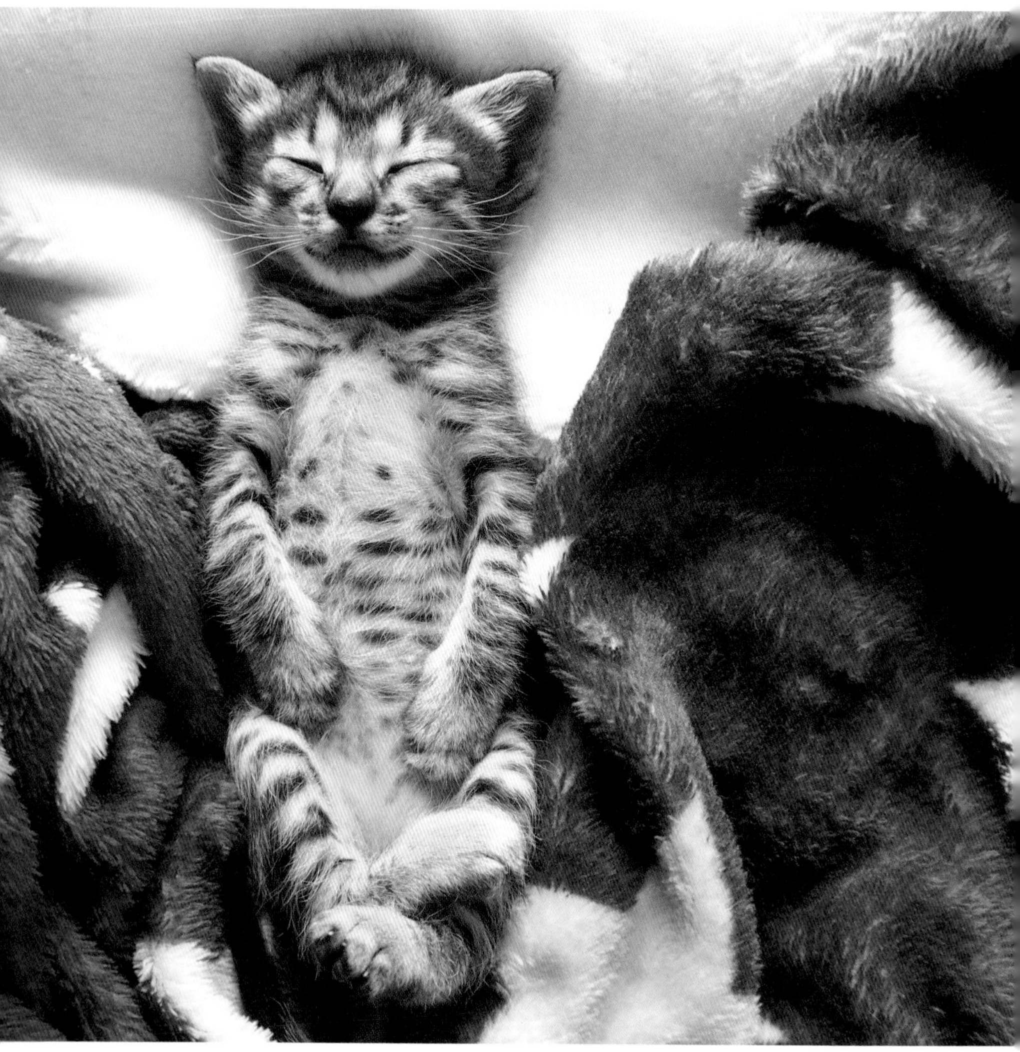

瞑想ってどんなもの？

　とはいえ、「瞑想」と聞くとなんだか怪しいと感じる方もいるのではないでしょうか？　新旧問わず様々な宗教が瞑想を取り入れてきたこと、その中には恐ろしい事件を起こしたものもあることを考えれば、当然かもしれません。しかし、瞑想には古い歴史があり、高度な文明を手に入れた人類が時間をかけて磨き上げてきた営みなのです。

　例えば、インダス文明が栄えたモヘンジョダロという都市の遺跡から発掘された、約5000年前の印鑑には、人が座って瞑想する姿が刻まれています。日本人にも馴染みがあるお釈迦様も、蓮の花の上で瞑想をしています。これはラージャヨガといわれる「心の修行」のための瞑想です。ラージャヨガをはじめ、今世界中で流行している「ヨガ」も瞑想の一種で、これ以外にも「リラックス瞑想」「マインドフルネス瞑想」など、瞑想には100通り以上の手法があるといわれています。

猫をイメージしておこなう「ねこ瞑想」

どんな瞑想も気を散らさず集中力を高めるために、「定点」となるものを決めています。例えばマインドフルネス瞑想は、〝今この瞬間〟の自分の心に注意を向ける手法です。他にも、ロウソクの炎を見つめる、祈りの言葉を唱える、音に耳を澄ます、何かのイメージを思い浮かべるなど、様々な方法が考えられてきました。

本書の「ねこ瞑想」は、猫を定点にして、瞑想をおこないます。そう聞くと、猫と暮らしていない方、猫を飼ったことがない方は、不安になってしまうかもしれません。でも、どうぞ安心してください。「ねこ瞑想」は、猫と一緒におこなう瞑想ではありません。猫をイメージしながらおこなう瞑想です。猫のイラストや豊富な写真を眺めながら、猫が好きな人なら誰でも入り込めるようになっています。

では、なぜ瞑想に猫なのか——？　その点は後ほどご説明いたしますね。

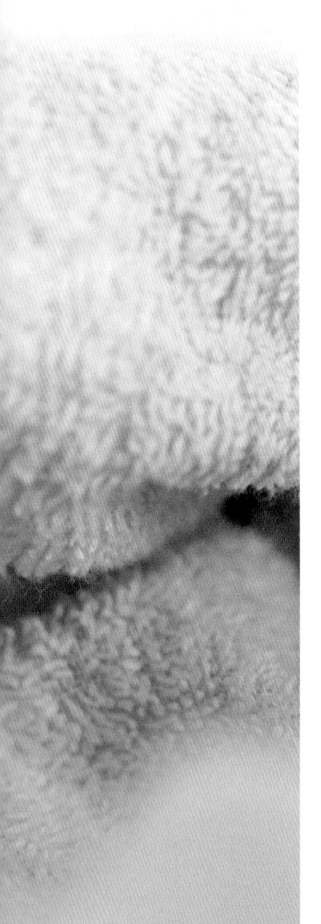

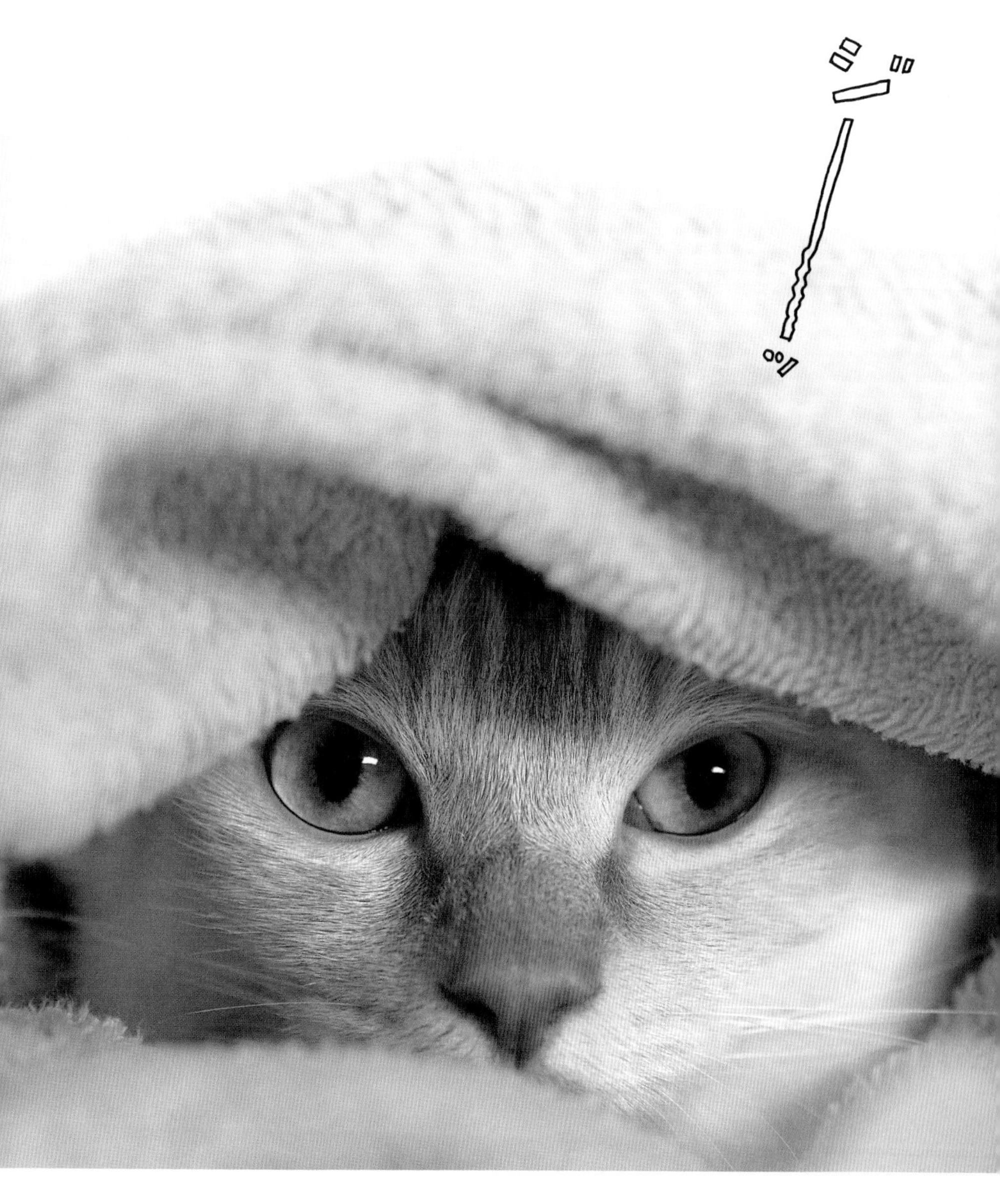
ジー

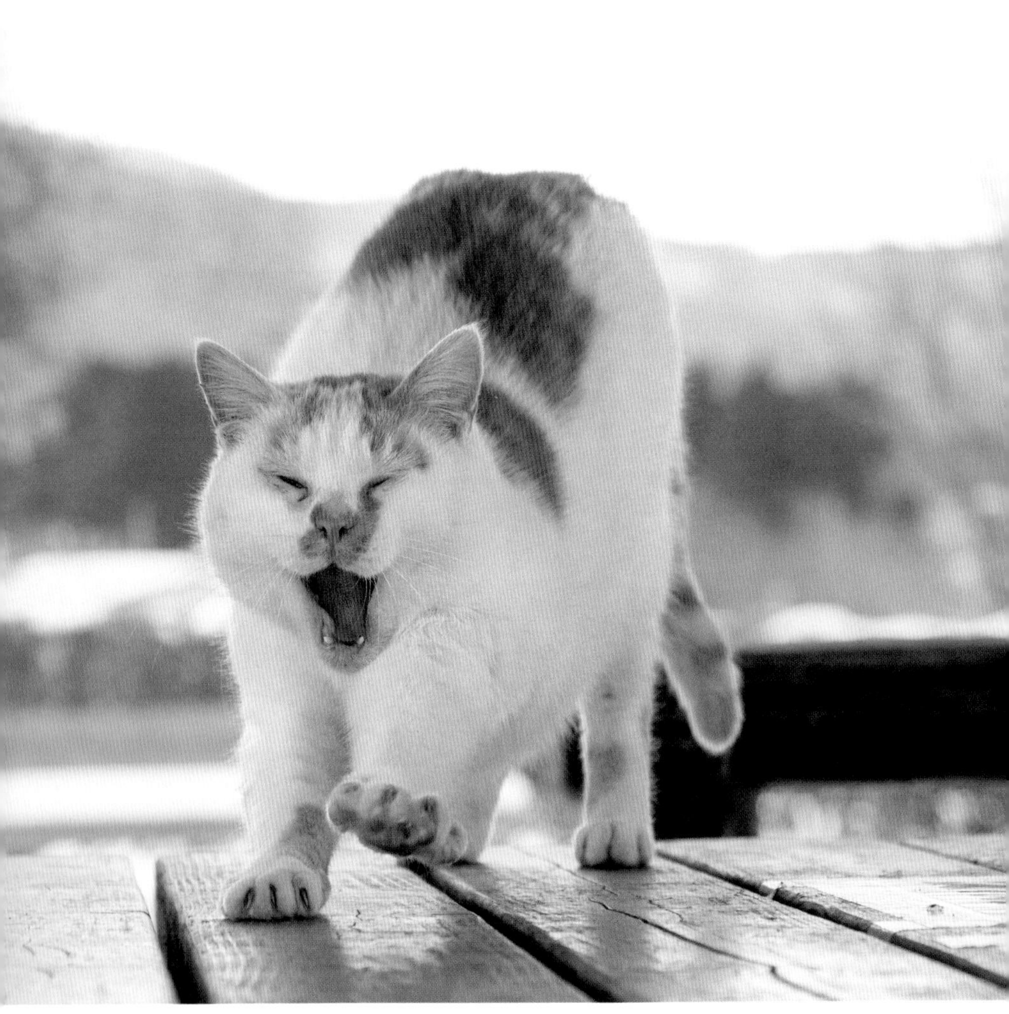

手始めに、5分瞑想で朝スッキリ!

瞑想は長い時間おこなえば効果があると思われがちです。完全に集中した状態で30分以上瞑想できれば、確かに素晴らしい効果があがるでしょう。

でも瞑想を始めて間もないころは、ものの1分もしないうちに、様々な思考や感情が押し寄せてくるものです。

そこで、まだ瞑想に慣れない方や、忙しくて時間がない時や集中が続かない時は、1日1回～数回、「5分瞑想」をおこなってみましょう。具体的には64ページ～の「7色の呼吸瞑想」をおこないます。ひと呼吸に10秒くらいかけ、ゆったりと深い呼吸を繰り返すと、心に静けさが広がり、早くも脳のエステを体感することができるでしょう。

最初は忙しい朝よりも夜におこなうのがおすすめです。就寝前の5分、ぜひ試してみてください。翌日、いつもよりすっきりと気持ちの良い朝を迎えられるはずです。

瞑想は5分あればできるうえ、広い場所も高価なグッズも必要としません。実はとても手軽で効果の高いリラックス方法なのです。

猫に癒されながら心身を解放しよう

猫を目指そう

本書を手にして、「猫と瞑想はどんな関係があるの？」と思われた方もいるかもしれません。ここからは、猫と瞑想の関連性についてお伝えしていきましょう。

猫は、心地良い場所を探す天才で、一日の大半を気ままに過ごし、飼い主に呼ばれても気が向かなければスルーします。束縛を嫌い、自分の心に正直でマイペース――それが猫です。

一方、現代社会を生きる私たちはどうでしょうか？

やりたいことよりも〝やるべきこと〟を優先させてしまう人、笑顔の裏で自分を見失ってしまう人、周囲からの評価に囚われて自分を愛せない人……そんなストレスに飲み込まれそうになりながら、必死に生きている人が多いのではないでしょうか。

そんな私たちから見て、猫ってとても羨ましい生きものですよね。実は、ねこ瞑想で目指すべきは〝猫のような私〟なのです。

人の目を気にすることなく、自分の心に正直に……そんな猫の姿をイメージして、ねこ瞑想に取り組んでみましょう。

では、〝猫のような私〟になるには、猫の何をお手本にすれば良いのでしょうか？ 私が考えるポイントは次の4点です。

ポイント1 研ぎ澄まされた五感

ポイント2　しなやかな体と心

ポイント3　あるがままを受け止める力

ポイント4　今に集中して生きる姿勢

この4つのポイントは、ねこ瞑想の根幹ともいえることなので、22ページからもう少し詳しく解説します。

猫写真でリラックス瞑想

〝猫のような私〟を目指すねこ瞑想ですが、もう一つ忘れてはならない効果があります。他でもない、「猫を見て癒される」ことです。

アメリカのミネソタ大学の研究では、猫の飼い主は、猫のいない人に比べて、心臓発作で死亡する確率が30％も低いという結果が出ています。これは猫を愛でることで「オキシトシン」、別名「幸せホルモン」が分泌されるからだといわれています。不安や孤独感がぐっと減るのですね。

大きな目をした顔はとても愛らしく表情豊かで、無邪気な様子は見飽きることがありません。また、猫が幸せな時に発するゴロゴロ音にはストレス解消、免疫力アップ、ポジティブ思考になれる効果があるという報告もあります。

この猫の圧倒的な癒し効果も、ねこ瞑想で存分に味わってください。本書には愛らしい猫の写真がたくさん登場します。写真の猫たちに癒されながら、そして猫をイメージすることで心を落ち着かせながら、瞑想をおこなっていただければと思います。

ねこ瞑想で、幸せホルモンを呼び起こしましょう！

研ぎ澄まされた五感

玩具で激しく遊ぶ猫を見て、「動」のイメージを持つ方も多いかもしれませんが、本来、猫は「静」の部分が多い生きものです。それは猫の狩りのスタイル「待ち伏せ」と一致しています。

以前、近所の猫がじっと獲物を待っているのを見たことがあります。最初は、猫お得意の香箱スタイルでしたが、途中から前足を揃えてきちんと座り、目を閉じていました。注意深く見ていると、力んだ感じはなく、居眠りしているようにも見えます。でも、実際は違いました。耳とヒゲで獲物が歩く音や振動、鼻で微かな匂いをキャッチし、集中しているのでした。

全身の力を抜いて、五感を研ぎ澄ます。そんな猫の姿は、瞑想の理想形ともいえるでしょう。

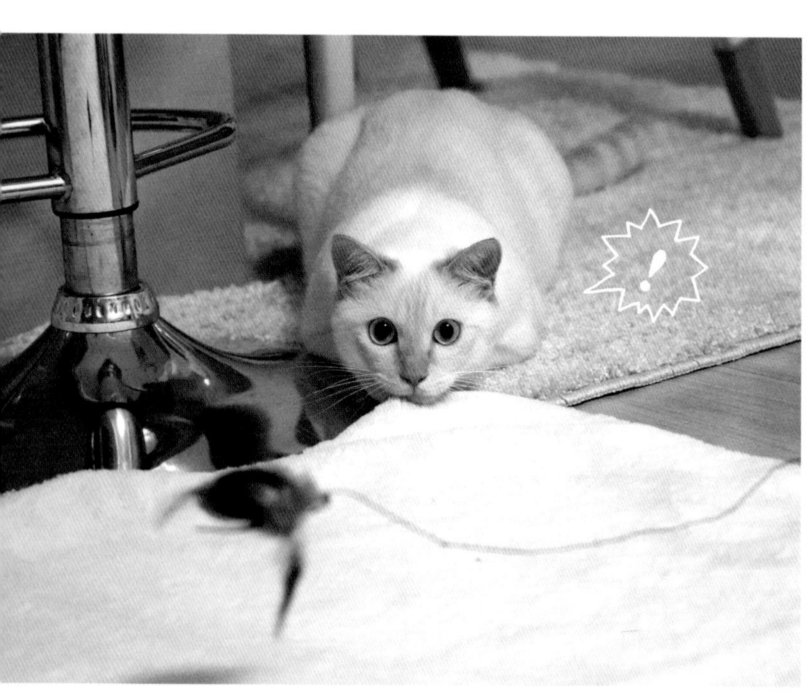

しなやかな体と心

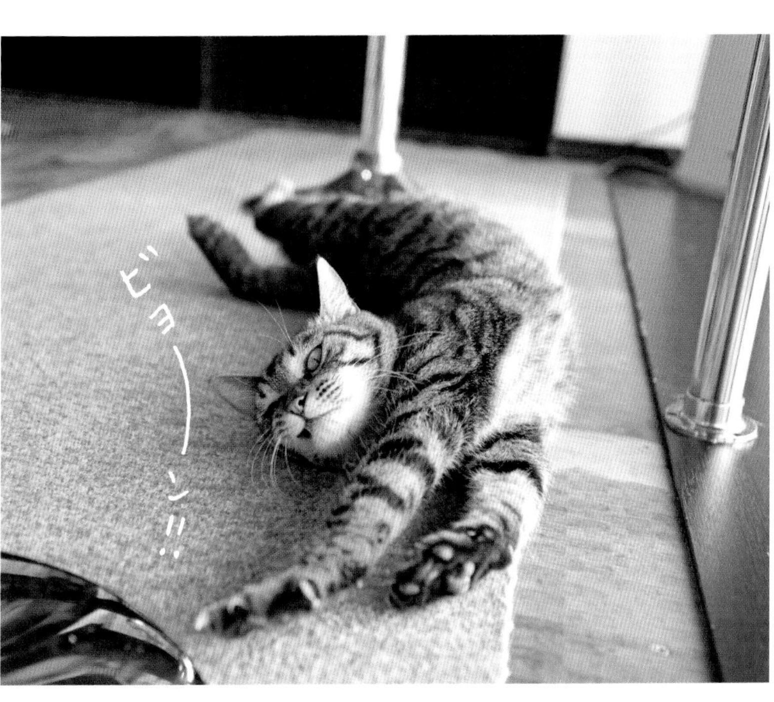

猫は、抜群のバランス感覚と柔らかな体を持っています。よくいわれるように頭だけ入れば全身通り抜けられるのは本当で、狭い穴に身体をねじるようにして入れ込みながら、まるでマジシャンのように抜け出してしまいます。

そして、どんな環境にも適応しようとする精神のしなやかさも併せ持ち、過去の失敗や未来への不安に囚われることなく目の前の状況に臨機応変に対応します。

瞑想は、深い呼吸をすることで自律神経を整えて脳をリラックスさせ、物の観方を柔軟にしていきます。猫のようなしなやかさを意識の世界で体感できるのが、瞑想の魅力といえるでしょう。

あるがままを受け止める力

仏教では人間の悩みの多くが「自我」に起因すると説いています。小さな我にこだわるあまり、他者と自分を比較し、「劣っている・優れている」などと悩むのです。

一方猫は、見事なほど、他の猫と自分を比べたりはしません。猫は、自分を卑下したり、置かれた環境を嘆いたりせず、常に満ち足りています。また人間（他者）に対しても、金持ちか貧乏かなどに頓着しませんし、高価なキャットフードをくれないからと不満を抱いたりもしません。

私たちは全てを猫のようには生きられませんが、瞑想をしていくうちにあるがままを受け止められるようになり、満ち足りた心で自分も他者も大切にできるようになっていくのです。

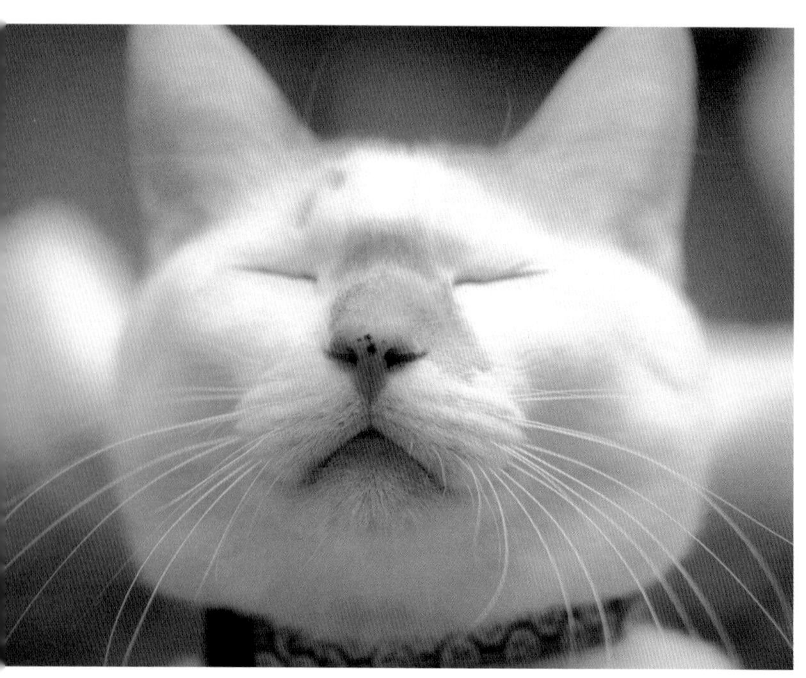

今に集中して生きる姿勢

猫は過去や未来を思い煩ったりせず、ただシンプルに、今に集中して生きています。失敗したり、気分を変えたい時には毛繕いやあくびを上手く取り入れて心を静め、素早く気持ちを切り替えることに長けています。一方、私たちの心は常にコロコロと変わります。ある精神科医によると、人は一日に約6万回以上（多いと18万回以上）も思考するともいわれています。しかも、その半分が過去への後悔や未来への不安で占められているというのですから驚きです。

瞑想は、余計な思考を止めて「今この場にいる自分」を感じていきます。過ぎた過去の失敗や、起こってもいない未来の心配を止め、猫のようにシンプルに、今の自分に集中してみましょう。

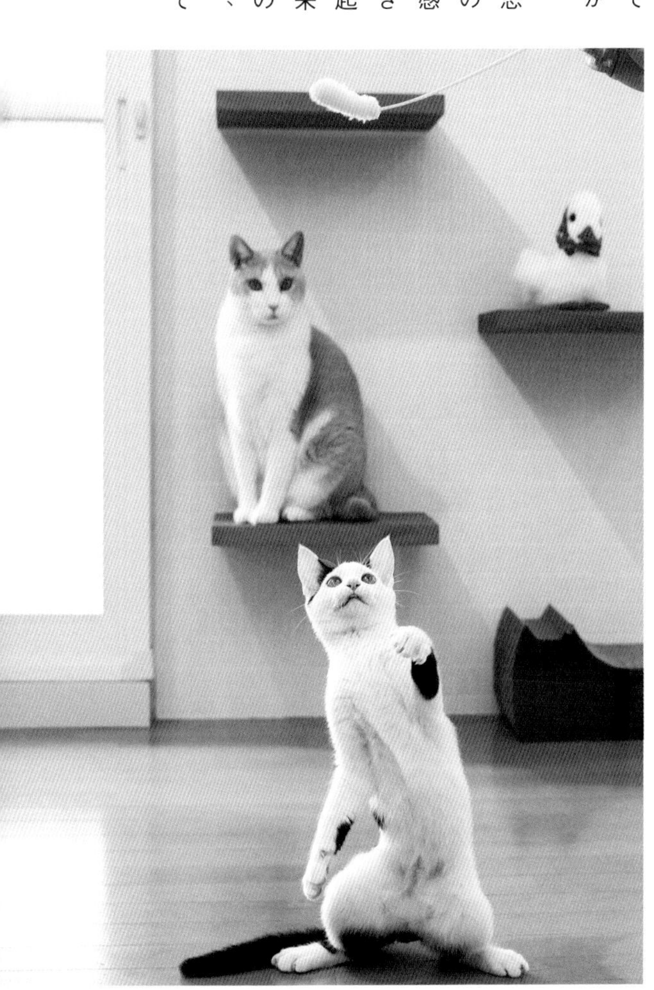

ねこ瞑想Q&A　その1

Q. ペットや特定の猫をイメージしてもいいの？

A　瞑想会を開くと、「せっかく猫をイメージするなら、うちの子か、猫カフェのお気に入りの子でもいいですか？」と聞かれることがあります。「ハイ」と言いたいところですが、それにはこの質問をクリアする必要があります。

「雑念が浮かばない自信はありますか？」

雑念とは、「気を散らせる余計な考え」や、「心を乱す様々の思い」です。

愛猫で瞑想した場合、「ペットフードの買い置きはあったかしら？」、「あ、もうゴハンの時間！」、亡くなっている場合は「あの時ああしていれば……」、「会いたいな」などと、様々な思いが次から次へと湧いてきてしまいます。ご近所や猫カフェのお気に入りの猫の場合も、「今度いつ会いに行けるかな？」に始まって、「あの子は人気者だから私の膝には来てくれない」など、心乱すような思いが浮かんできてしまいます。我が子や思い入れのある猫は、どうしたって自分の感情がくっついて連想ゲームのようになってしまうわけです。一度気になりだすと、消しても消しても次から次へと雑念は湧いてきます。

思い浮かべる猫があなたの日常とかけ離れているほど、雑念は湧きにくいです。瞑想に熟練すると、見知った猫でも個人的な思いや感情を切り離せるようになりますが、まずは本書のパートナーキャットで瞑想を続けてみましょう。

PART 2

ねこ瞑想を始める前に

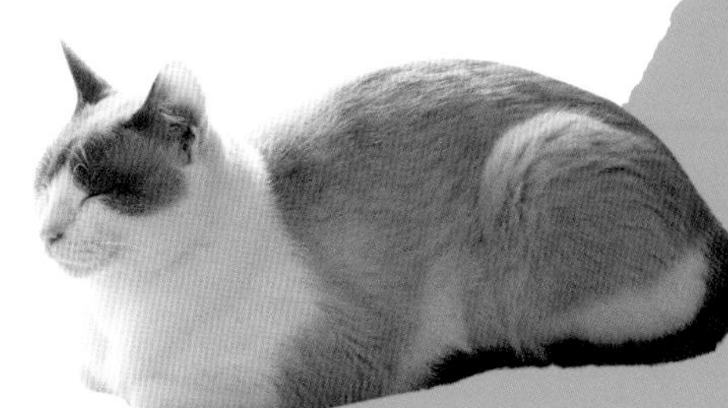

体の中の7つのエネルギーセンター

生命エネルギーの出入り口「チャクラ」

「チャクラ」という言葉を初めて耳にした方も多いと思います。

古代インド人は宇宙と人体の繋がりを「チャクラ」という概念で考えており、現代の瞑想にも受け継がれています。「チャクラ」とはサンスクリット語で「車輪」や「渦」という意味です。私たちが生きていくには、食べ物や適切な運動以外にも、宇宙の叡智や生命エネルギーが必要といわれています。その出入り口となるのが「チャクラ」です。私たちの身体には7つのチャクラが存在し、取り入れたエネルギーを全身に巡らせる働きをしているとされています。このため、チャクラは〝エネルギーセンター〟ともいわれています。各チャクラにはイメージカラーがあり、瞑想の初期段階ではイメージカラーに沿った「7色の呼吸瞑想」をおこないます（詳しくは64ページ〜）。

また、チャクラの働きが鈍ると精神にも影響が出てきます。例えば、愛と深く関わる第4チャクラ「アナハタ」のエネルギー循環が滞ると、人間不信や恋愛・友情などへの強い執着に繋がります。逆に、瞑想を通してチャクラに意識を向けることで、心の疲れが軽くなることがあります。

本書ではチャクラの働きを高める「チャクラの瞑想」をおこないます。これによって7つのチャクラが活性化すると、車輪が勢いよく回りだすように生命エネルギーがスムーズに巡り、イキイキと輝く自分を取り戻せるのです。

7つのチャクラ

第7チャクラ　サハスラーラ（眉間の奥）

第6チャクラ　アジナ（両眼の間の奥）

第5チャクラ　ヴィシュッダ（喉）

第4チャクラ　アナハタ（心臓部）

第3チャクラ　マニピュラ（みぞおち奥）

第2チャクラ　スワディシュターナ（下腹上部）

第1チャクラ　ムーラダーラ（尾骨周辺）

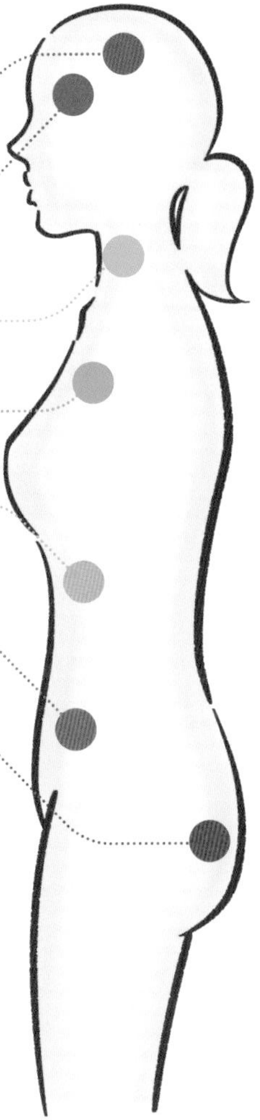

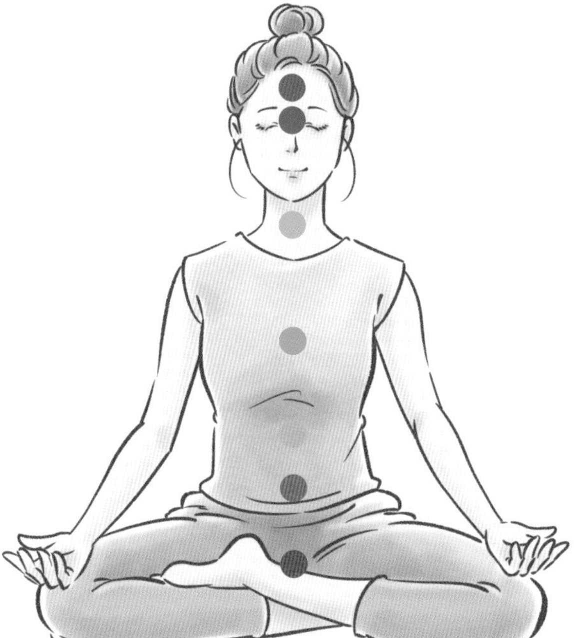

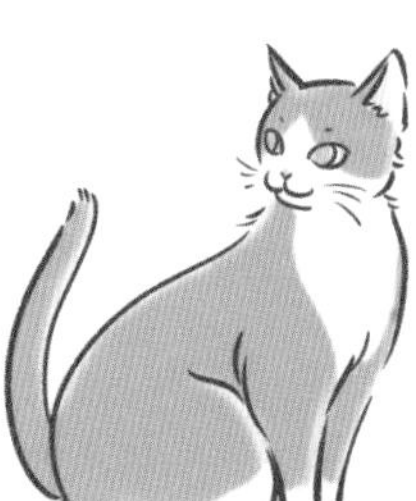

チャクラを表す7タイプの猫たち

「ねこ瞑想」は、7つのチャクラの特性を7タイプの猫たちに当てはめておこないます。

大地と繋がる力強さを表す第1チャクラは、野生の猫由来の柄で気丈な「キジトラ猫」。性に対応する第2チャクラは、物静かな中にも芯の強さを感じさせる「白い長毛猫」。勇気や明るさを表す第3チャクラは、好奇心に満ちた「子猫」。愛と優しさの第4チャクラは、無条件の愛を注ぐ「母猫」。コミュニケーションに関係する第5チャクラは、猫界きってのフレンドリーキャット「茶トラ猫」。思考や判断力を司る第6チャクラは、しっかり者で観察力に長けた「三毛猫」。活性化すると様々な気づきを得られることから〝神聖なチャクラ〟ともいわれる第7チャクラは、凛として全てを見通しているかのような「シャム猫」をイメージします。

見知った猫を思い浮かべ、「うちの茶トラは人見知りだから違うわ」などと思うかもしれませんが、一般的なイメージに加え、私がこれまで3000匹を超える猫たちとの出会いとアニマルコミュニケーションから導き出すことができた、毛色やタイプによる資質と理解していただければと思います。

これから、各チャクラと猫について具体的にご説明します。ぜひチャクラの位置と猫の姿をイメージしながらお読みください。最初は猫をイメージしながら大体の場所に気持ちを向けるだけで十分です。

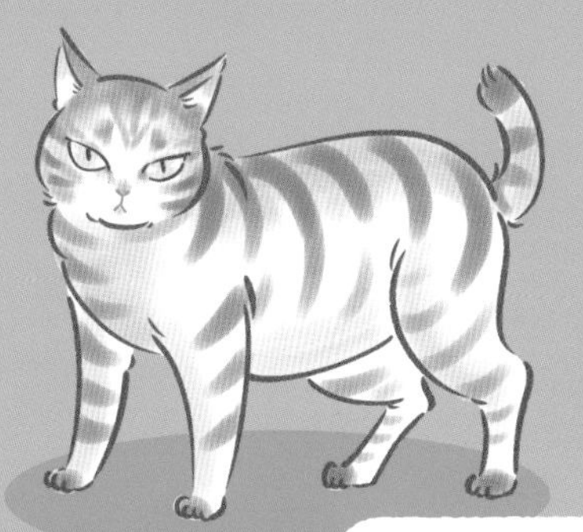

キジトラ猫

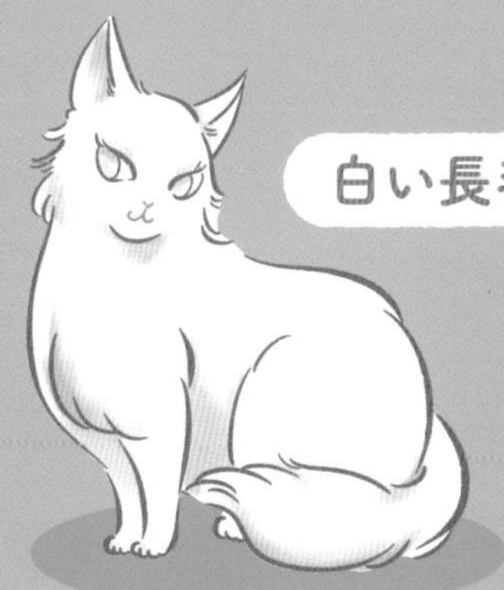

白い長毛猫

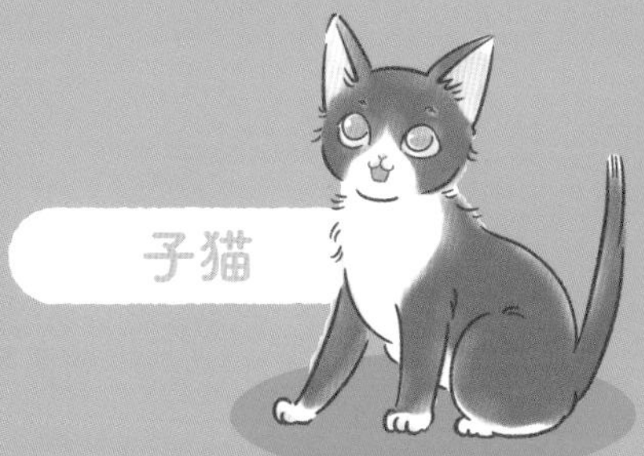

子猫

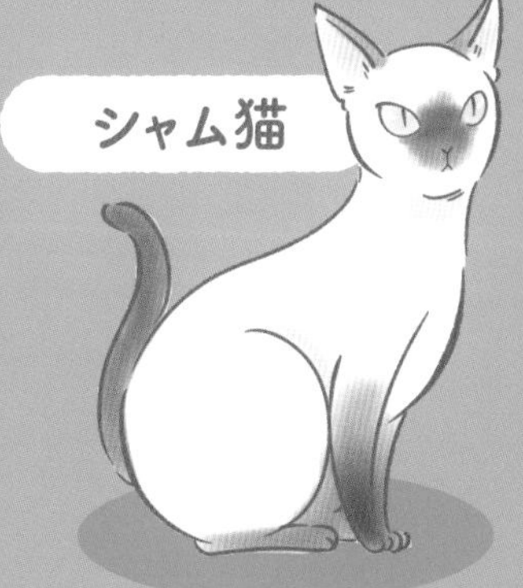

シャム猫

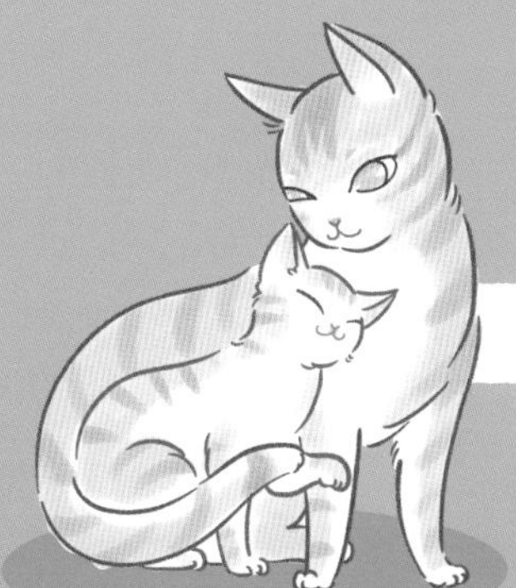

母猫

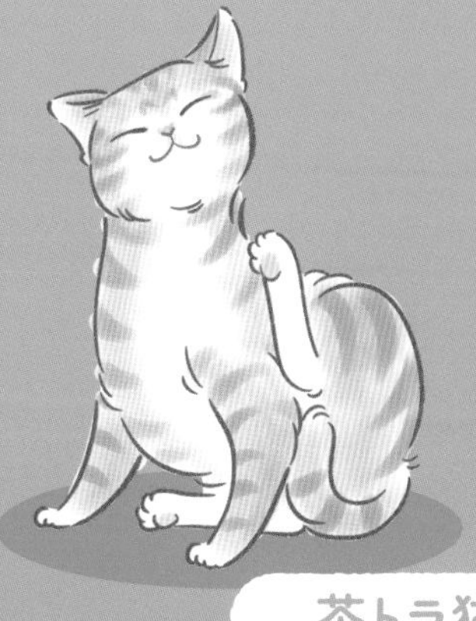

茶トラ猫

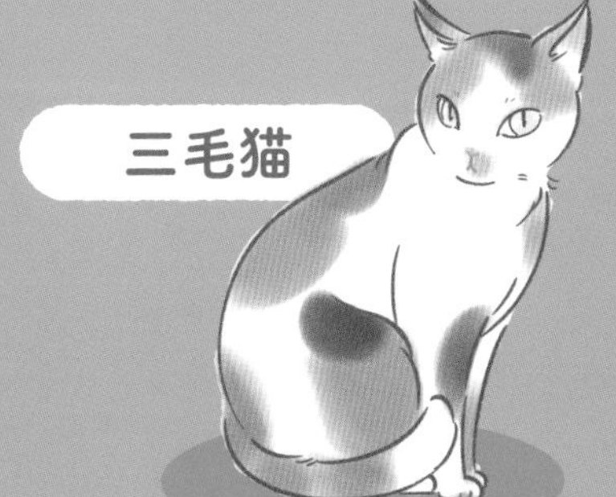

三毛猫

第1チャクラ

ムーラダーラ

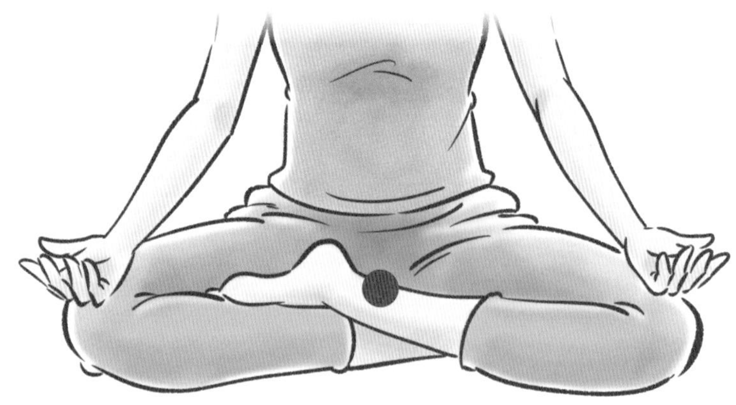

位置 尾骨周辺　**器官** 副腎　**イメージカラー** 赤
キーワード 健康・逞しさ・自信・大地と繋がる

生命を支えているチャクラともいわれ、身体や健康面に影響を与えます。私たちが現実の世界を生きていく中で最も基本のチャクラです。副腎の位置は背中側の腰の少し上、腎臓の上部になりますが、意識する場所は尾骨周辺の基底部全体です。活性化すると、地に足を着け自信を持ってイキイキと過ごせるようになります。自分の軸が安定しますので、他人に何か言われて落ち込んだり動じたりすることが減り、思いのままに行動できるようになっていきます。

タフで野性味あふれる「キジトラ猫」

現在のイエネコの祖先は、中東の砂漠に生息していたリビアヤマネコといわれています。彼らはキジトラ猫とそっくりな柄をしています。日本でも、室内外問わず、キジトラ猫はいちばん多く見かける柄でしょう。一説には、キジトラ猫が丸くなって眠る姿は、蛇がとぐろを巻いた姿に似ていて敵に襲われにくいので、生き残ってきたといわれています。そんなキジトラ猫は野性味が強く、タフな印象です。実際、病気知らずの長生き猫が多く、性格的には慎重で警戒心も強い方です。どのような環境下でも、現実に対応して生き抜く逞しさと力強さがあります。

キジトラ猫の瞑想は76ページへ

※チャクラの場所や対応する器官は様々な解釈がありますが、本書では基本に忠実な説を用いています。

第2チャクラ

スワディシュターナ

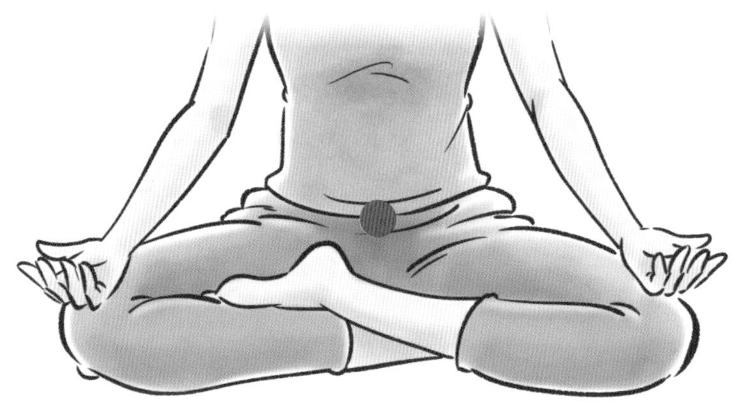

位置 下腹上部　**器官** 卵巣（精巣）　**イメージカラー** オレンジ
キーワード 自己肯定感・素直・生きる喜び・バランス感覚

「スワディシュターナ」という言葉は「自らの住処（すみか）」を意味し、私たちの性に関する器官にあります。本来、自分の性に向き合い、自分自身の性に喜びを感じられるのは幸せなことです。意識する場所はおへそと性器の間です。活性化すると競争社会で頑張りすぎてしまう方や、心の底にいつも孤独感がある方も、「自分は自分のままで大丈夫」と思えるようになってきます。他者と比べず、自分の感覚を信頼して喜びに満ちた人生を歩みたいと願うのであれば、第2チャクラの活性化は必須といえるでしょう。

エレガントで芯の強い「白い長毛猫」

白色遺伝子は、あらゆる毛色の遺伝子に対し優性に働き、少しでもその遺伝子を受け継いでいると、白猫が生まれるのだそうです。一方、野生では「白」は目立ちやすく、敵に襲われやすいというリスクがあります。そのせいか、白猫は野性味が薄く、注意深くて繊細な性格が多いともいわれています。特に、白猫の中でも長毛種のメス猫は、とても穏やかで物静かな子が多く、何よりエレガントです。一方、それでいてマイペースなところもあり、自分なりのこだわりを大切にする芯の強さも併せ持っています。

白い長毛猫の瞑想は82ページへ

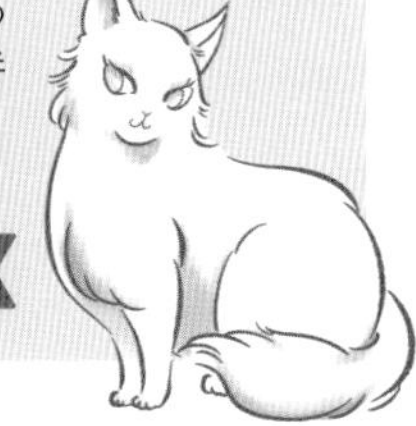

第3チャクラ

マニピュラ

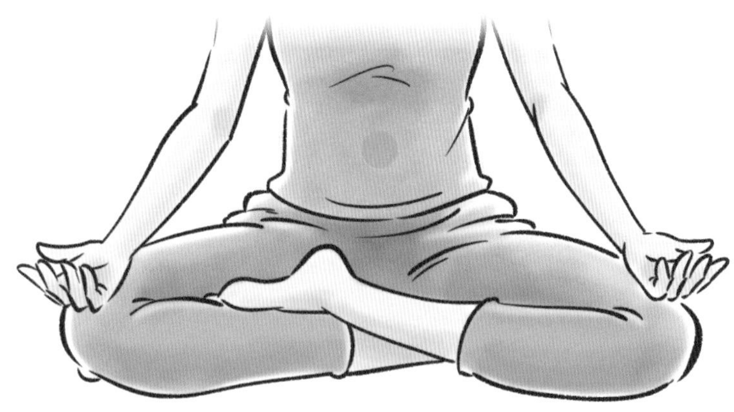

位置 胃の下部　器官 すい臓　イメージカラー 黄
キーワード 勇気・行動力・好奇心・ストレスに強い

消化器官が集まる位置にある第3チャクラは、消化しきれない感情、ストレスと関わりの深いチャクラです。ストレスを抱えすぎると胃が痛むのも、このチャクラの滞りからきています。意識する場所はみぞおちの奥。活性化すると、取り入れたエネルギーを燃やして、現実の行動に移すパワーの源泉となります。夢の実現には揺るぎない意志が必要ですし、時には信頼できない物事に反対したり、チャレンジする勇気も必要です。行動し、開拓していくことから、別名「戦士のチャクラ」ともいわれています。

天真爛漫なチャレンジャー「子猫」

子猫の愛らしさにはつい目を細めてしまうものです。起きている間は好奇心のかたまりで、ちっともじっとしていません。飛んだり、跳ねたり、隠れたり、子猫同士プロレスごっこで遊びます。遊びが活発化するのは生後4〜5週目ごろからですが、実は子猫の遊びは全て「疑似狩猟体験」で、一人前のハンターになるためのものです。子猫たちは日々新たなことに果敢にチャレンジして、時には失敗し、全て自分の中へ消化して成長します。生命力と生きる喜びに溢れた子猫は、行動に移すパワーの源泉チャクラそのもののイメージです。

子猫の瞑想は88ページへ

第4チャクラ

アナハタ

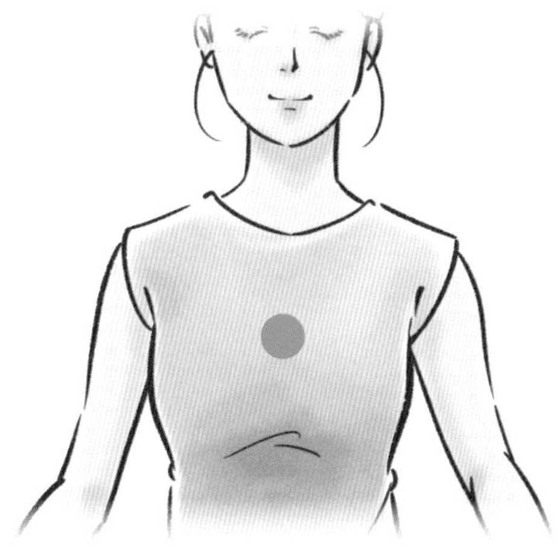

位置 心臓上部　器官 胸腺　イメージカラー 緑
キーワード 無条件の愛・慈しみ・許し・平和

第4チャクラは7つのチャクラの真ん中にあって、位置的にも心臓上部に当たる、まさに中心のチャクラです。心臓は1日に約10万回の収縮と拡張を繰り返して、全身に血液を送り出すポンプの働きをしています。24時間、一瞬たりとも休むことがありません。この役目は、第4チャクラの特性「愛」と見事にリンクしています。私たちの根本は愛であり、愛は身体中を巡る血液のように、なくてはならないものです。第4チャクラが活性化すると、自己愛だけでなく、他人に対しての思いやりが増します。愛に満ちると、心に平和が訪れます。

無条件の愛を注ぐ献身的な「母猫」

猫の子育ては短期集中型で、全てを1匹でこなします。お乳を与え、子猫を危険から守り、狩りを教え、完全に独り立ちさせるまでの約3～6ヶ月、母猫は献身的に愛を注ぎ続けるのです。私たちが癒される猫のゴロゴロ音は、実は母と子のコミュニケーションが始まり。生後間もない子猫は母猫のゴロゴロ音の振動をたよりに乳首を探し、数日経つと子猫もゴロゴロ音を返せるようになります。お互いの音で満足していることを伝え合うのです。その共鳴音は、愛と平和の象徴のよう。無条件の愛を注いでも、子猫の旅立ちを躊躇しない母猫は「真の愛とは何か」を示しているようです。

母猫の瞑想は94ページへ

第5チャクラ

ヴィシュッダ

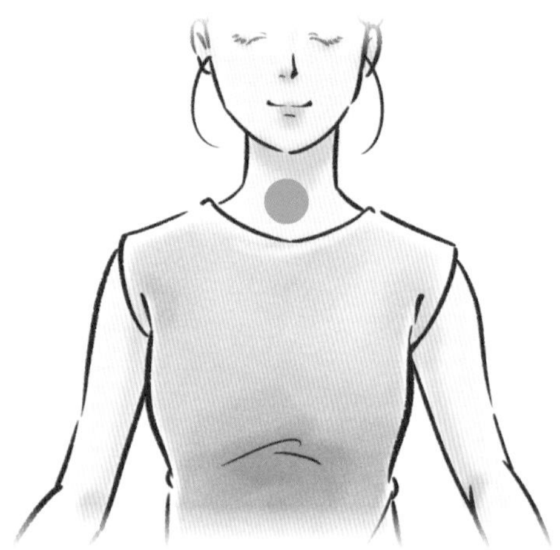

位置 喉　器官 甲状腺　イメージカラー 水色
キーワード 創造・コミュニケーション力・自己表現・聞き上手

意識する場所は、首の付け根付近です。第5チャクラは、発声を司る「喉」にあることから、表現力を表しています。私たちは、自分が何を思っているのか伝える時に声を使います。その時、意識せずとも常に第5チャクラのエネルギーを使っていて、ここが活性化すると、言葉のパワーを理解できるようになってきます。人が傷つく表現や他者を褒める言葉をきちんと理解し、適切なタイミングで適切な言葉を使えるようになってくるのです。他者と良好なコミュニケーションが取れるようになると、自然と自己評価も高まります。

大らかで猫界きっての社交家「茶トラ猫」

初めて猫と接する人に勧められることの多い茶トラ猫。理由は、なんといっても甘えん坊で大らか、フレンドリーな性格にあります。我が家の近所にも茶トラ猫が多く、ボス猫、気の弱い猫、人が大好きな猫と、様々なタイプがいますが、みんな憎めない可愛さがあるのです。濃いオレンジの縞模様が柔らかい雰囲気ですし、人の心にするすると入り込んでくるツボを、生来的に心得ているのです。平和主義な茶トラ猫は、多頭飼いでも他の猫と大きな喧嘩になることが少ないのも特長です。第5チャクラのイメージキャラクターは、茶トラ以外考えられませんね。

茶トラ猫の瞑想は100ページへ

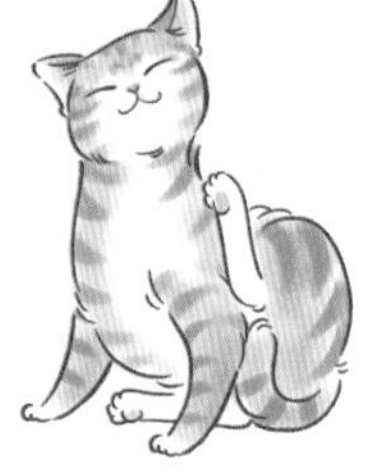

第6チャクラ

アジナ

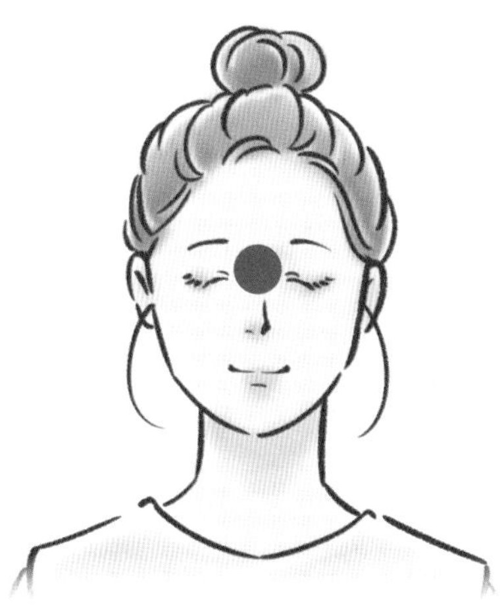

位置 目と目の間の奥　器官 下垂体　イメージカラー 藍
キーワード ひらめき・洞察力・知性・判断力

現代社会に生きる私たちは、膨大な情報を前にして、何が真実なのか分からなくなってしまう時があります。第6チャクラは下垂体に対応しており、意識する場所は、目と目の間から奥へ5センチほどのところです。下垂体は、様々なホルモンの働きをコントロールする場所で、生体の機能維持という重要な役目を担っています。アジナチャクラも、命令や指揮を司り、活性化されると、膨大な情報を整理し、正確な情報や自分にとって必要な情報を見極めて、正しい判断ができるようになります。

知性的で自分のスタンスを貫く「三毛猫」

3つの毛色を持つ三毛猫は、柄にたくさんのバリエーションがありますが、性格的には一致した点が多い猫です。頑固で一途、好き嫌いがハッキリしている。好きな人には懐き、嫌いなものとは距離を置く、自分のスタンスを貫き通すのです。お姫様気質で、常に家族を指揮する例も数多く見られます。三毛猫は、自分の考えや判断に忠実なのです。猫に関する調査で、三毛猫が「賢い猫NO.1」に選ばれることが多いのも、知性に裏打ちされた正確な判断力に基づく結果といえるのかもしれません。そんな資質はまさに、第6チャクラの猫といえるでしょう。

三毛猫の瞑想は106ページへ

第7チャクラ

サハスラーラ

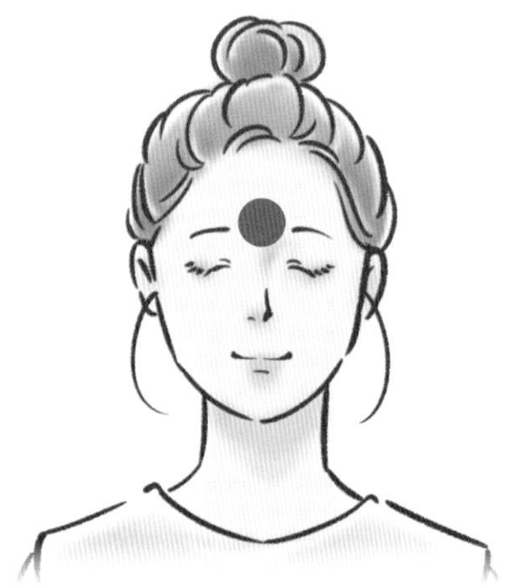

位置 眉間の奥　器官 松果体　イメージカラー 紫
キーワード 深い気づき・統合・解放・超越

第7チャクラが対応する松果体は、小豆大で脳の中央深部に位置しています。意識する場所は眉間の奥、頭内中央より少し後方になります。松果体は「第三の眼」と呼ばれ、謎の多い器官の一つです。瞑想では、身体の感覚を超越し宇宙と一体になれる神聖なチャクラとされていることから、第7チャクラだけに特化した瞑想もありますが、大切なのはバランスです。他のチャクラが活性化して全身の状態が整う時、自然と第7チャクラの存在に気づいてくるものです。瞑想初期段階では、場所と働きを知るだけで充分です。

未知の世界を感じさせる神聖な「シャム猫」

高貴な雰囲気を身にまとったシャム猫の起源は、中世タイ王国へさかのぼります。シャム猫は神聖な存在とされ、由緒ある血筋の家系でのみ飼うことを許されました。その美しさから、タイでは「ウィチアンマート（月のダイヤモンド）」と称され、今でもタイの寺院などの神聖な場所で、シャムの血を引くブルーアイの猫をたくさん見ることができます。実際の性格は、愛情に満ち、飼い主に忠実でお喋りですが、長い尾を胴体に巻き付けて遠くを見つめる姿は、私たちが見えない未知の世界を眺めている──そんな想像をかきたててくれます。

シャム猫の瞑想は112ページへ

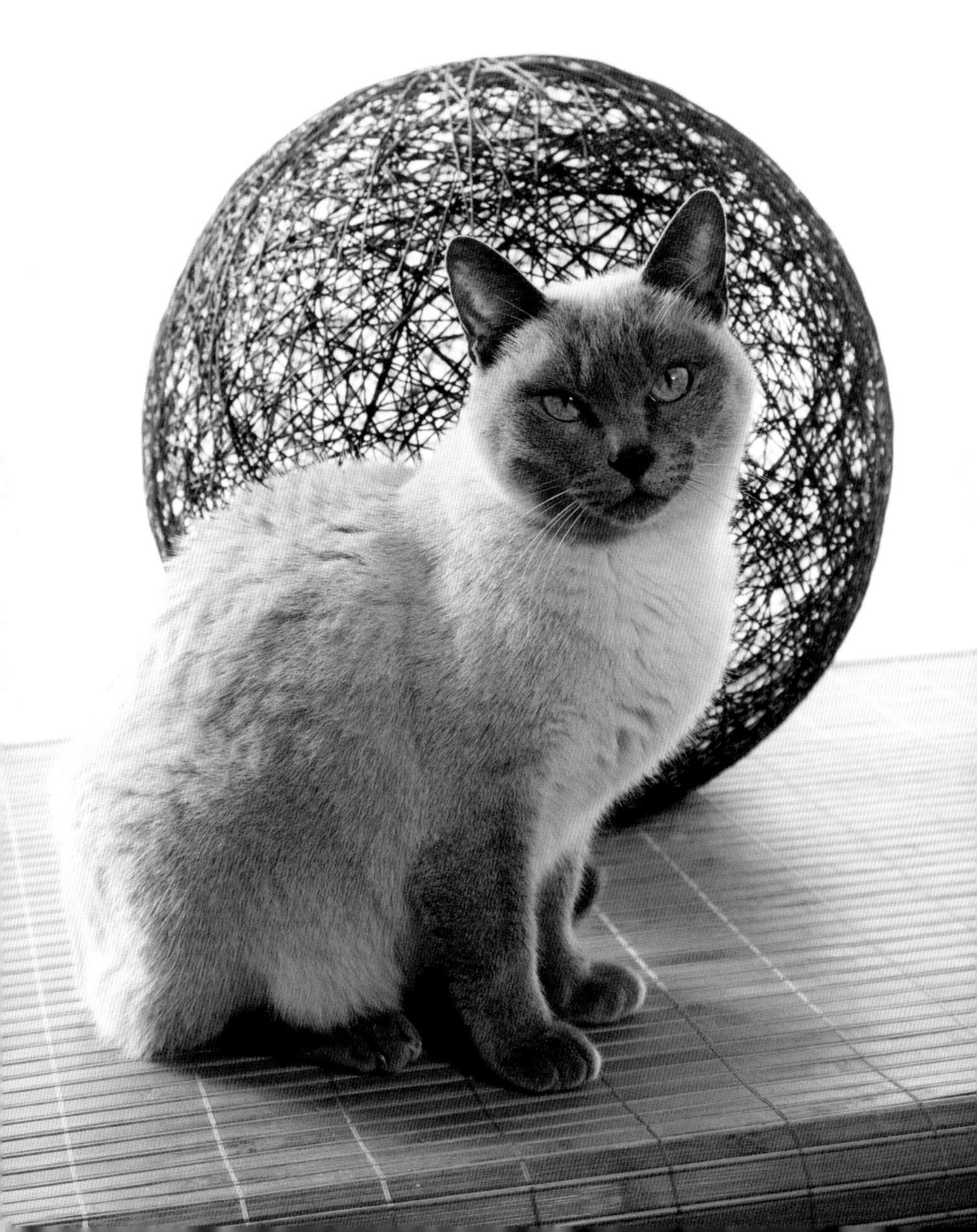

ねこ瞑想の準備を整えよう

朝と夜は瞑想のゴールデンタイム

おすすめの瞑想タイムは、朝と夜眠る前の時間帯です。それぞれのメリットを見ていきましょう。

朝瞑想 起きぬけが最適です。脳を活性化し、集中力を高めてくれます。朝は歯磨きや洗面、食事などがルーティン化されているので、そこに瞑想を入れると、習慣化しやすいのがポイントです。猫のようにしなやかな伸びをしてから瞑想をおこなえば、仕事の成果も出やすくなるでしょう。

夜瞑想 一日の疲れを癒してくれるリラックス瞑想です。眠りが浅かったり寝つきが良くない方にもおすすめです。23時～2時は成長ホルモンが多く分泌される時間帯なので、それまでに瞑想を済ませ、眠りにつくのが理想的。アンチエイジング効果も期待できます。夜の瞑想でリラックスして、猫のように心地良く眠れたなら、お肌の調子も良くなるでしょう。

NGタイム できれば食後2～3時間は瞑想を控えたほうが良いでしょう。食べ物を消化するため内臓が忙しく動き、集中しにくいからです。そして最も避けたいのが飲酒後です。アルコールは、様々な医学的調査からも脳への悪影響が指摘されています。ほろ酔い気分でほぐれるのは心だけで、実は脳はリラックスしていないのです。飲酒後にリラックスしたいのであれば、睡眠をとるほうが適切です。

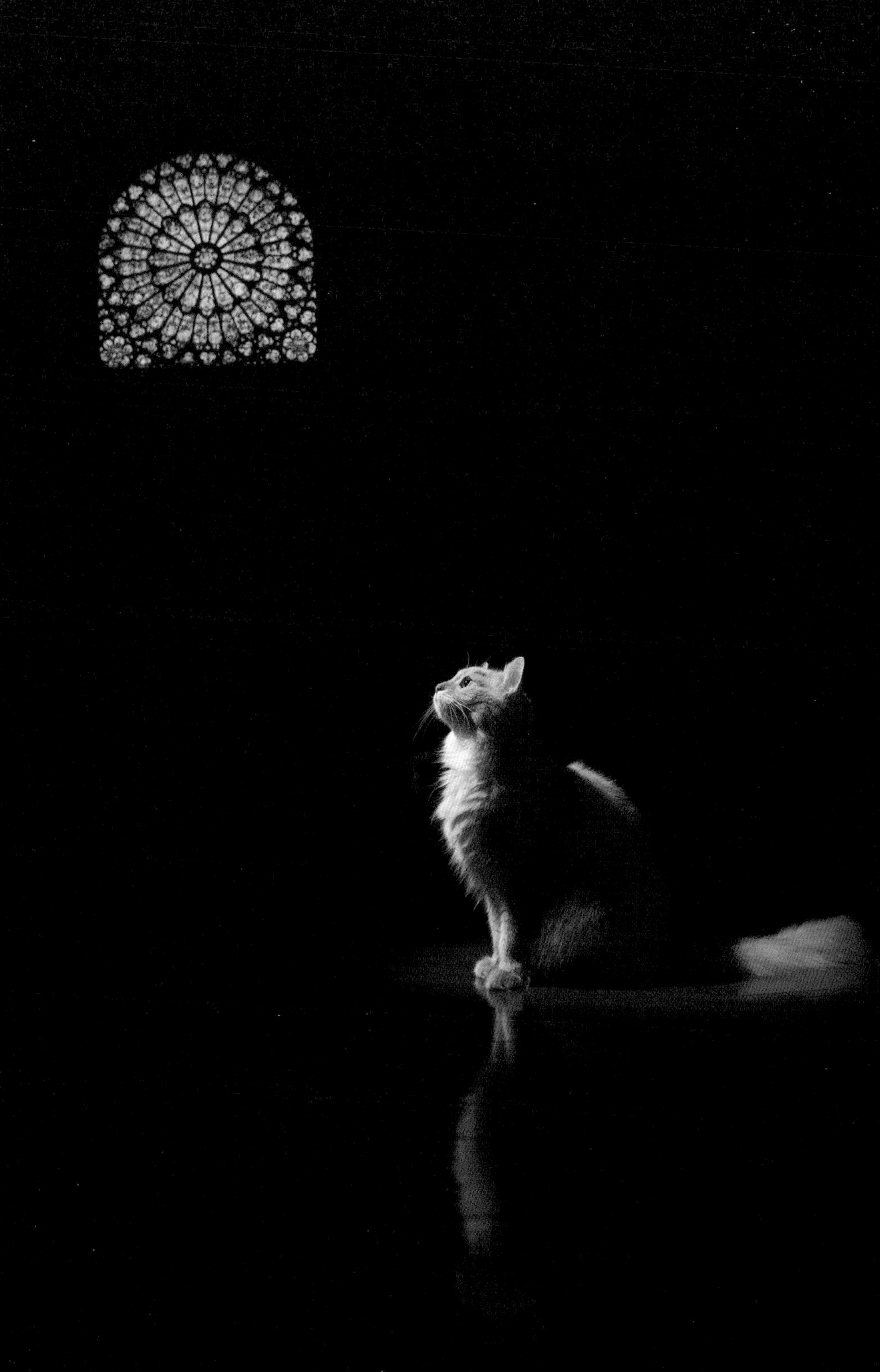

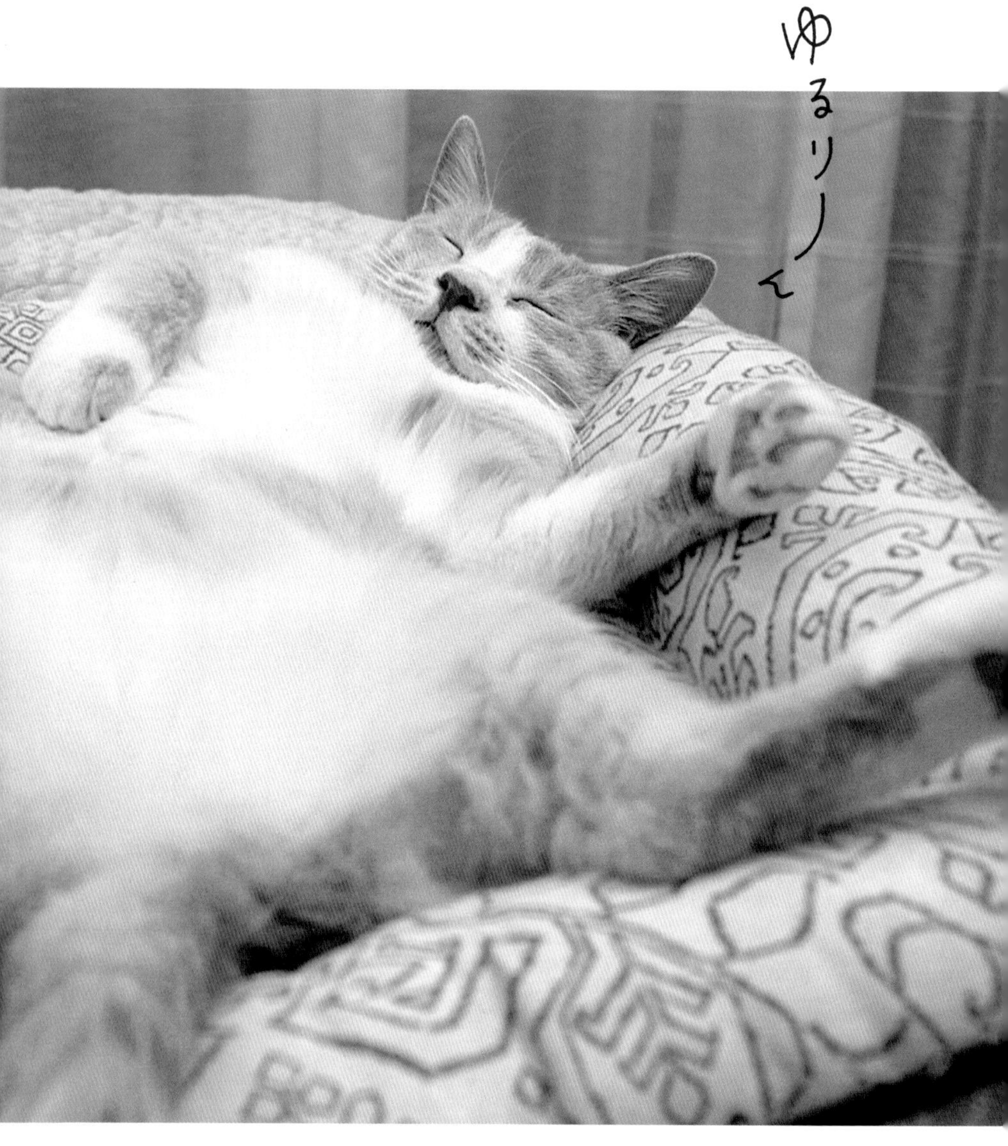
ゆるりーん

締め付けのない楽なウェアで

リラックスして瞑想をおこなうのに、服装選びは重要です。身に着けたアクセサリーやメガネ、腕時計などは外します。ピアスのように固定されたものは良いですが、耳元で揺れるアクセサリーは外した方が良いでしょう。髪は顔にかからないよう束ねます。服は身体を締め付けたり、ベルト、きついゴムなどが付いていないものを選びます。深い呼吸をしますので、ブラジャーも外した方が良いでしょう。上下ともに、ゆるりとしたものが適切です。ヨガウェアやルームウェア、パジャマも適しています。できれば化学繊維は避けて綿など自然素材のものを選びましょう。

足は裸足がおすすめです。一日中ストッキングなどを履いている方はなお、素足になって足先も解放してあげましょう。冷えが気になる場合はレッグウオーマーでふくらはぎを温めると、足先もポカポカしてきます。冷え性で足先が冷えてしまって集中できない場合は、自然素材のソックスを着用しましょう。

瞑想中、手の感覚は大事なものです。冷えている時は事前に温めるなどし、手袋の着用は控えましょう。

いちばん落ち着く場所で

猫が家中のいちばん快適な場所でお昼寝をするように、自分の部屋でいちばん落ち着く場所を探してみましょう。

瞑想をおこなう場所は、寝室のほか、静かならリビングやダイニングでもＯＫです。狭苦しく感じないか、または広すぎて落ち着かないかなど、自分の感覚に従いましょう。毎回同じ場所でなくても構いません。基本的に窓は閉めますが、気持ちの良い空気を感じられる場合は窓を開けても良いでしょう。特に朝の清浄な空気を取り込むのはおすすめです。

また、なるべく静かな環境を整えましょう。物音が気になる場合は原因となるものを遠ざけます。朝の小鳥のさえずりやヒーリングミュージックなど、集中を削がれない心地良い音なら問題ありません。またスマホやパソコンなどの情報機器は、手の届かない場所に置いて気が散らないようにします。

朝は朝日を感じながらの瞑想も良いですが、夜は照明を間接照明などに切り替え、ほの暗くします。暑さ寒さを感じない室温に保ち、冬は加湿した方が快適に瞑想をおこなえます。

ちなみに、リラックスするために入浴中に瞑想をしようと思う方がいるかもしれませんが、これは避けましょう。瞑想の途中で眠ってしまうことがあり、危険を伴います。また、まれにトイレでおこなう方もいるようですが、これもあまりおすすめしません。

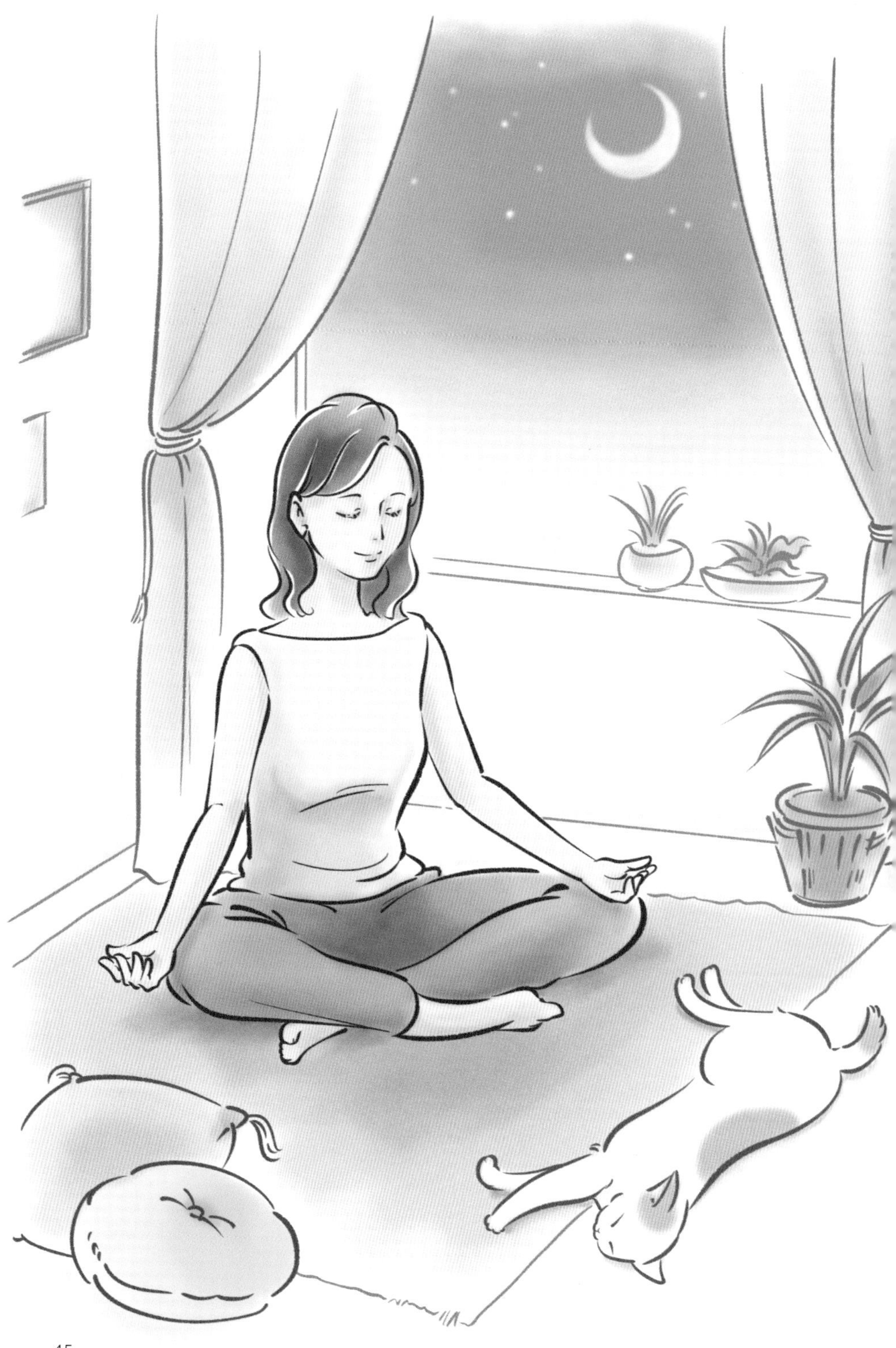

基本の姿勢をチェックしよう

姿勢が整うと心も整う

　スマホやパソコンを長く続けていると、前かがみで首が下に落ち、猫背になりがちです。猫にとって猫背は正しい姿勢ですが、人の猫背は瞑想にはＮＧです。猫背が長時間続くと肺が圧迫され、深い呼吸ができなくなります。すると心も内向きになってしまうのです。深呼吸すると心も開かれたような気持ちになるのは、12ページでもお伝えした通り、心と身体が繋がっているからです。

　正しい姿勢でおこなう瞑想は、リラックス効果が高まります。胸を大きく開いて座るだけで、心が解放された気持ちになるでしょう。

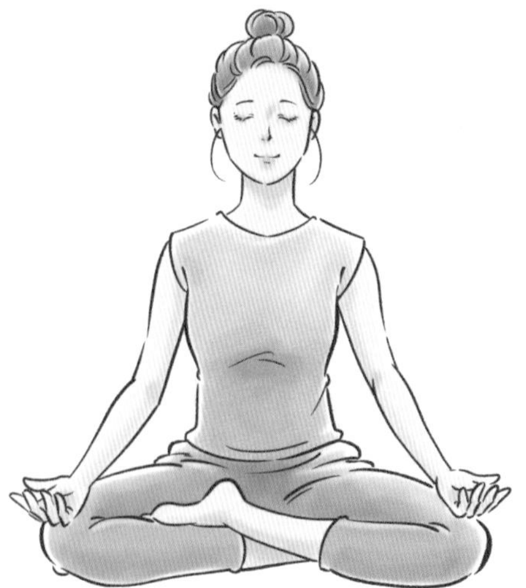

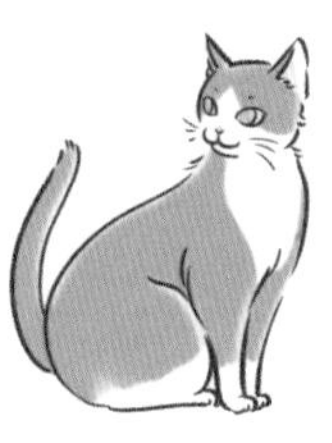

仙骨を立てて座る

　座り方が安定しないと、心静かに集中するのが難しくなります。重要なのは上体がぐらつかないこと。それには仙骨を立てて座るのがポイントです。

　仙骨はお尻の一番下にある尾骨の上部、骨盤の中央にあって、手のひらほどの逆三角形をしており、上半身を支え下半身へ繋ぐ重要な役目をしています。ポジショニングをつかめない場合は、クッションをお尻の後方に敷いてみてください。

　上半身の力を抜いて左右に身体を揺らします。腰が無理なく落ち着く位置を探しましょう。さながら、どっしりと腰を落として座る猫のような姿勢です。

○　×　×

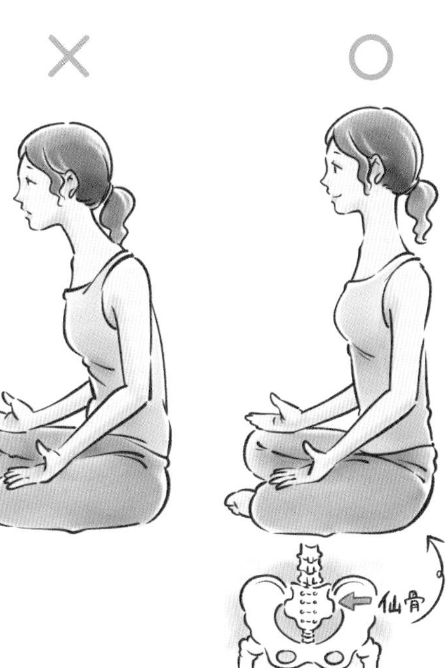

手は楽な位置に

肩の力を抜いてすっと手を下ろし、楽な所に置きましょう。膝と太ももの間で、調節してみてください。置き場所が決まったら、手のひらに気持ちを向けます。

手のひらを上向きにすると、何かを受け取る明るい気持ちになりやすく、下向きにすると、安定や落ち着きを感じます。その日の気分で選ぶと良いでしょう。

親指と人差し指を軽く合わせて輪を作ることを「印（いん）を結ぶ」といいます。瞑想中に眠くなるとその輪が離れ、ハッと目が覚めることもあります。瞑想するとすぐに眠くなってしまう人は試してみるのも良いですが、無理に印を結ぶ必要はありません。

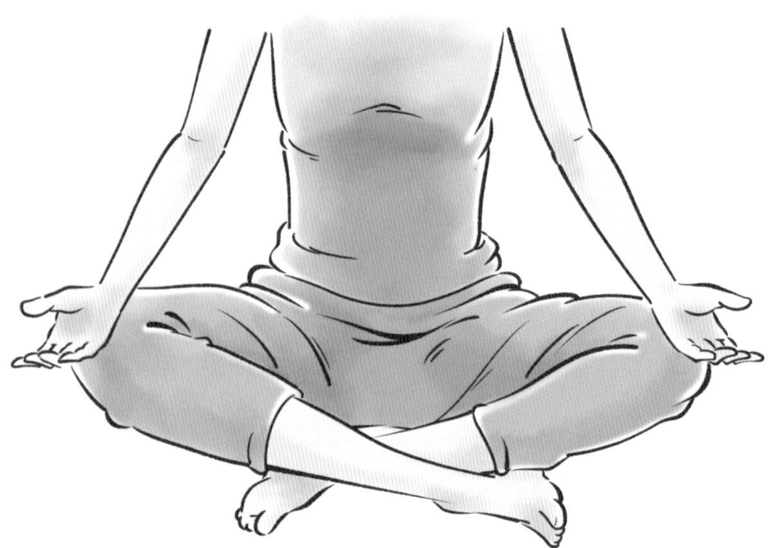

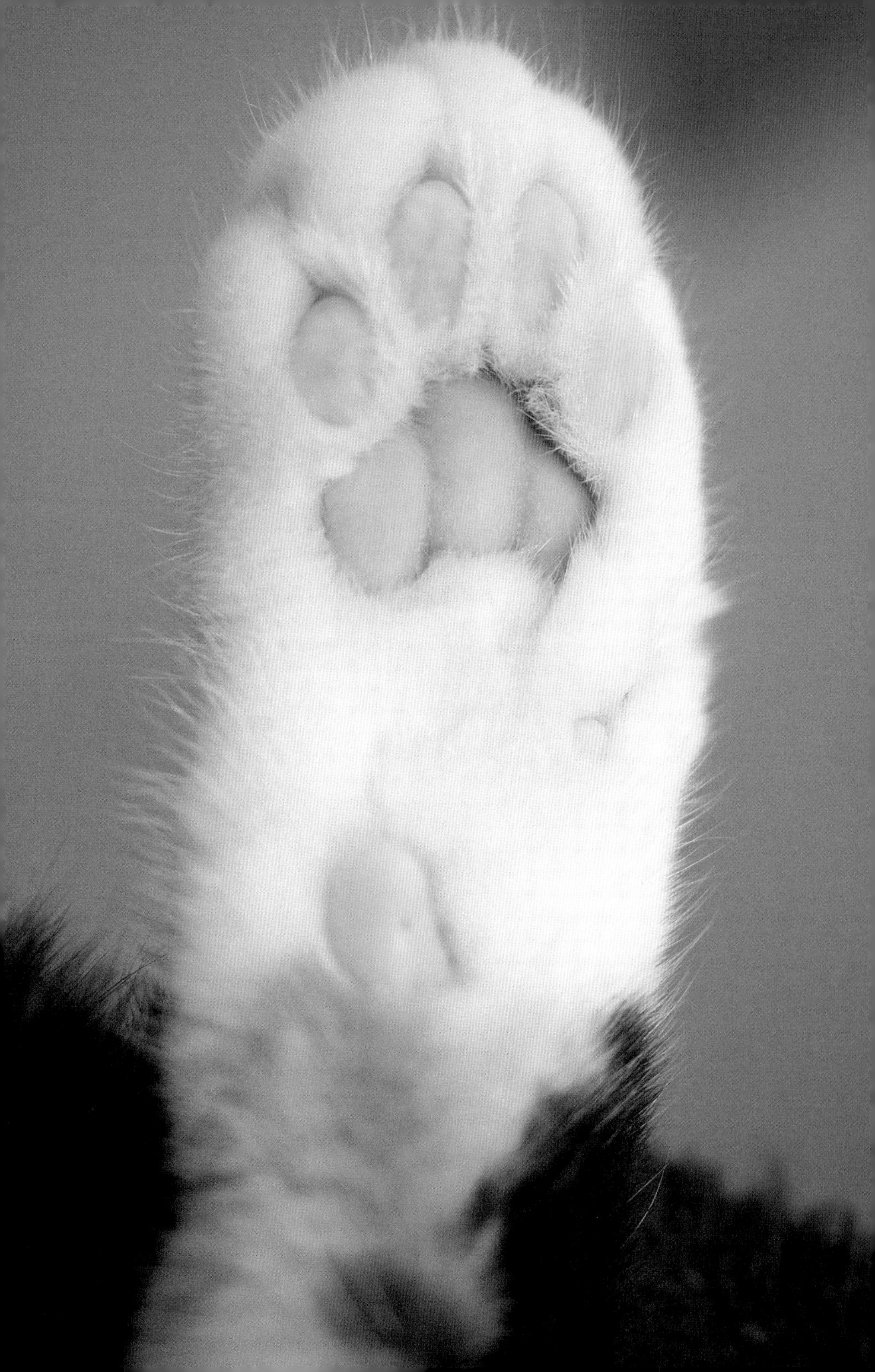

基本はあぐら

基本の座り方は、あぐらです。両足のかかとを、反対側の太ももに引き寄せる座り方です。片方のかかとをもう一方の膝の上に乗せるか、お釈迦様のように、両方の膝の上に乗せる「蓮華座」もあります。

膝を曲げるのが辛い方は、椅子に深く腰かけ、足裏が床に着くように座ります。足が届かない時は、クッションなどを床に敷いて調節してください。足を伸ばす長座は楽そうに思えますが、太もも裏の筋肉が弱いと、骨盤が後ろに傾き、腰が落ちてしまいます。腰が落ちた状態では姿勢も傾きますから、おすすめできません。膝が痛む方は、クッションやタオルなどを足の間に挟んで調節しましょう。

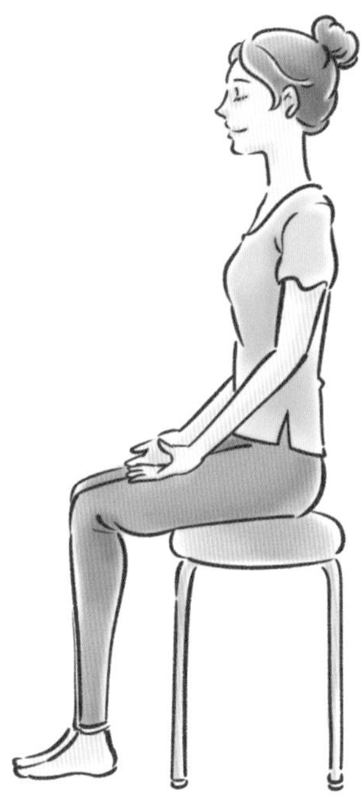

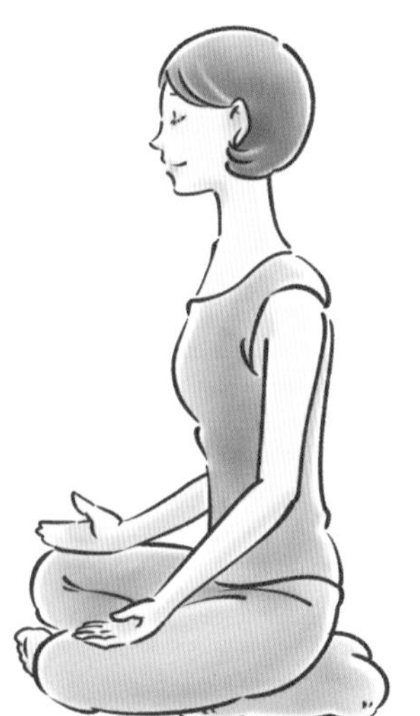

目はそっと閉じる

目を閉じるのは、視界を遮断すると集中しやすくなるからです。中には、眉間にしわが寄るほどギュッと力を入れる方がいますが、力を入れ筋肉が収縮すると、全身も緊張し固くなってしまいます。緊張やこわばりは、本当の集中ではありません。集中とは、「緊張を緩めリラックスすること」と覚えてください。まどろむ猫の目の閉じ方がお手本です。肩や眉間の力を抜いて、自分の鼻先か足元あたりに目線を向け、その状態のまま、柔らかく目を閉じます。

目を半分開けた「半眼」で、うっすら光を感じる方が集中できればそれでも構いませんが、無理におこなう必要はありません。

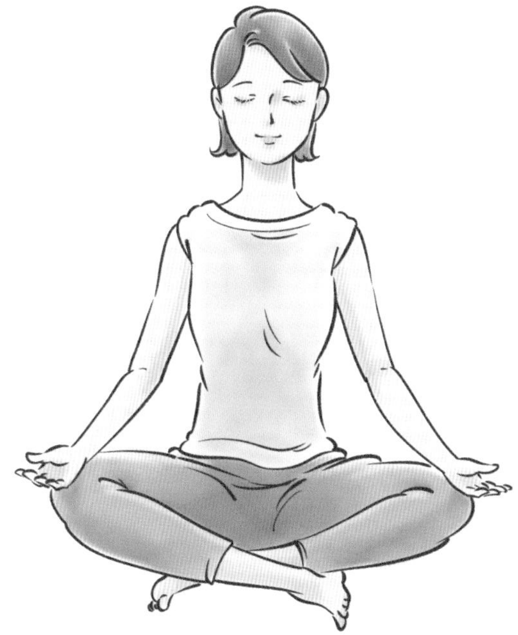

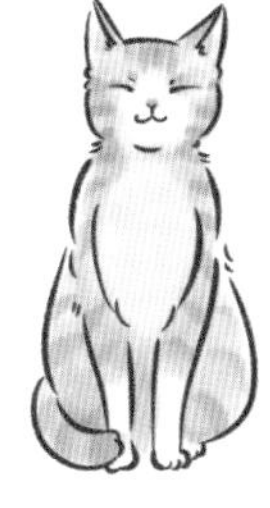

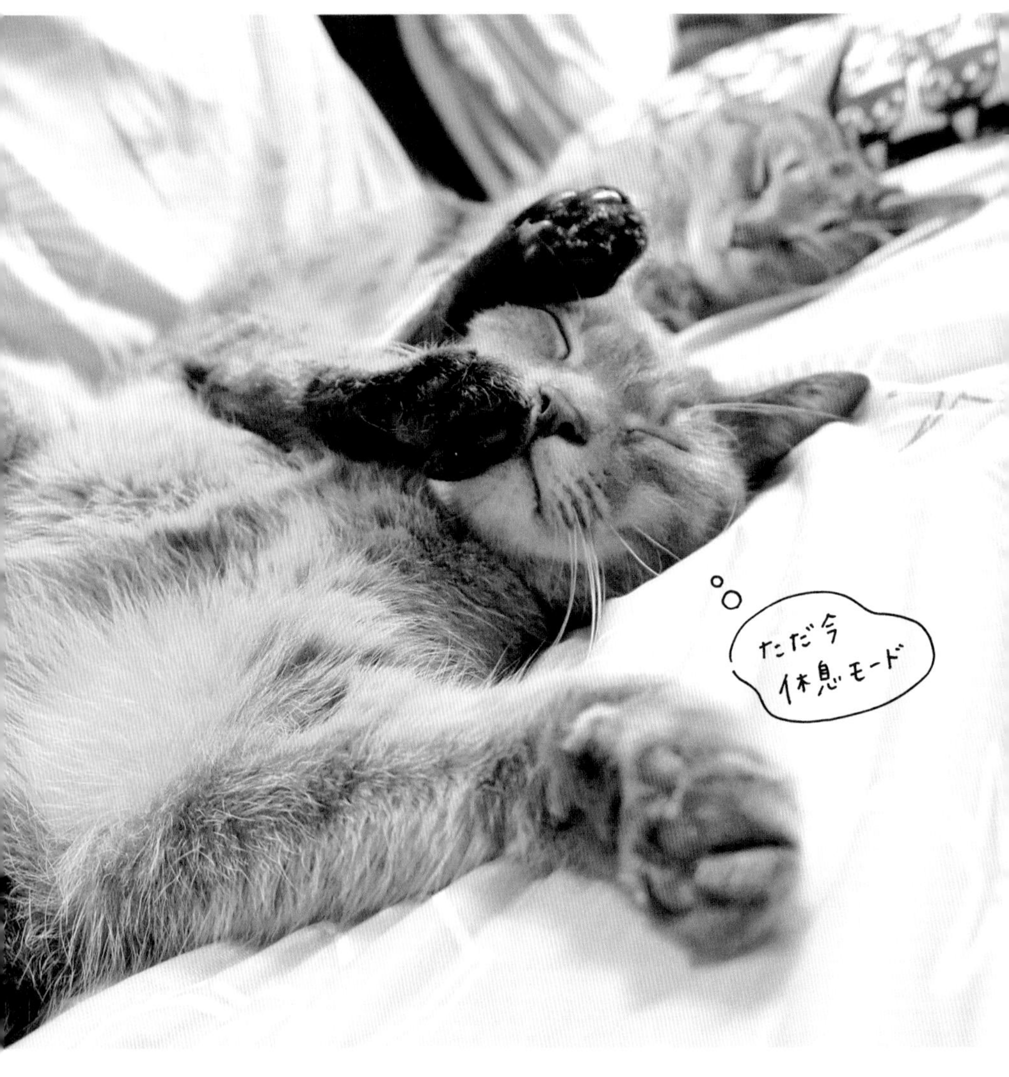
ただ今
休息モード

瞑想の終わり

質の良い瞑想ができると、心地良い眠りから目覚めたように、自然と終わりのタイミングがわかります。しかし、最初のうちは、瞑想の始めと終わりにきちんと区切りをつけることが大切です。「今日は〇分」と、あらかじめ時間を決めましょう。頻繁に時計を見ていては集中できないので、穏やかなアラーム音を設定して、終了時間がわかるようにしておきます。

瞑想を終える時は、胸に手を当てて「今日はおしまい」などと声に出します。声に出すことで場の空気が変わり、はっきりと区切りをつけられます。

ところで、「瞑想の途中で眠ってもいいの？」と思う方もいるかもしれませんが、答えは「NO」です。瞑想時と睡眠時では、脳波が異なるからです。

脳波は、ベータ波、アルファ波、シータ波、デルタ波の4種類に分かれています。ベータ派は活動状態、アルファ波はリラックス、シータ派は浅い眠り、デルタ派は深い眠りの状態です。瞑想初心者は、脳がアルファ波からシータ派の状態になるように練習します。身体は休息モードで、脳が「レム睡眠（浅い睡眠状態）」で活動している状態です。この「半覚醒状態」を保つことで、脳内の整理整頓、リフレッシュが進み、瞑想の効果が実感できるわけです。

どうしても眠くなってしまったら、一旦目を開けて瞑想を終わらせましょう。「瞑想=眠ること」と、脳が認識しないよう注意してください。

ねこ瞑想Q&A その2

Q. 電車内や外出先で瞑想してもいい？

A 少し時間ができた時、場所を選ばず瞑想ができたら便利でしょう。私も瞑想を始めた当初、電車の中やカフェの待ち合わせ時間に瞑想できたら……と思ったものです。しかし結果はうまくいかず、瞑想も嫌になってしまいました。そもそも瞑想を始めた目的は、リラックスして、集中力を高めること。しかし、混んだ電車内でリラックスし、心を落ち着かせられるか ——？ 色んな人が出入りするカフェで、音や人の声を気にせず、集中できるか ——？ と、自分に聞いてみてください。イエスと答えられた方は、既に瞑想の達人か、瞑想が必要ない人かもしれません。

公の場所には、様々な人々の感情が入り混じっており、自分の心と相容れないものも多くあります。他人のネガティブな感情を感じ取って緊張したり、気が滅入ることもあるでしょう。

ですから、基本的には、外出先での瞑想はNGと考えてください。しかし、私も開催しているような「瞑想会」など、瞑想の環境が整っていれば良いでしょう。瞑想会は、実は猫の集会が良いお手本になります。猫の集会とは、近隣の猫たちが、その界隈の安全な場所へどこからともなく集まってきて、一定の距離感を保ちつつ、目を瞑ったりして静かに過ごすことです。猫同士は、自分のフィールド（場）を保てる安心な距離を知っています。もし複数人で瞑想をおこなうなら、猫にならって周囲との心地良い距離を意識しましょう。

PART 3

さあ、瞑想の旅に出よう

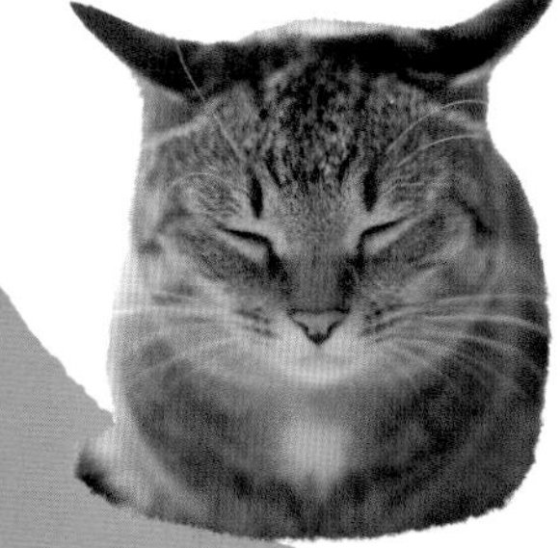

パートナーキャットを探そう

今のあなたにぴったりな「ねこ瞑想」は？

旅が人を成長させるように、瞑想は続けていくと心に良い変化を起こすので、「心の旅」ともいわれています。

ここからは、いよいよ猫と一緒に心の旅へ出かけましょう。

ねこ瞑想では、先に挙げた7タイプの猫から、今のあなたにピッタリな「パートナーキャット」を選びます。まずは、58・60・62ページの「お悩みキーワード」の中から一つ、「今の私に当てはまる」と感じるものを選びましょう。すぐに決定する必要はないので、「なんとなく」くらいの感覚でOKです。

次に、お悩みキーワードの下にズラリと並んだ項目を読んでみてください。二つ以上当てはまる項目があったら、矢印に沿って左のページを見てみましょう。ここに書いてある猫が、今日のあなたに最適な「パートナーキャット」です。

パートナーキャットの下に書いてある「期待できる効果」を読んでみましょう。ねこ瞑想を通して、パートナーキャットがあなたにこんな効果をもたらしてくれますよ。

お悩みキーワードを一つに絞れない場合は、いちばんピンとくるお悩みキーワードか、直感で気になった猫を選んでください。ちなみに、お悩みが重複している場合のねこ瞑想も、１２０ページでご説明します。ねこ瞑想に慣れてきたら、ぜひそちらも試してみてください。

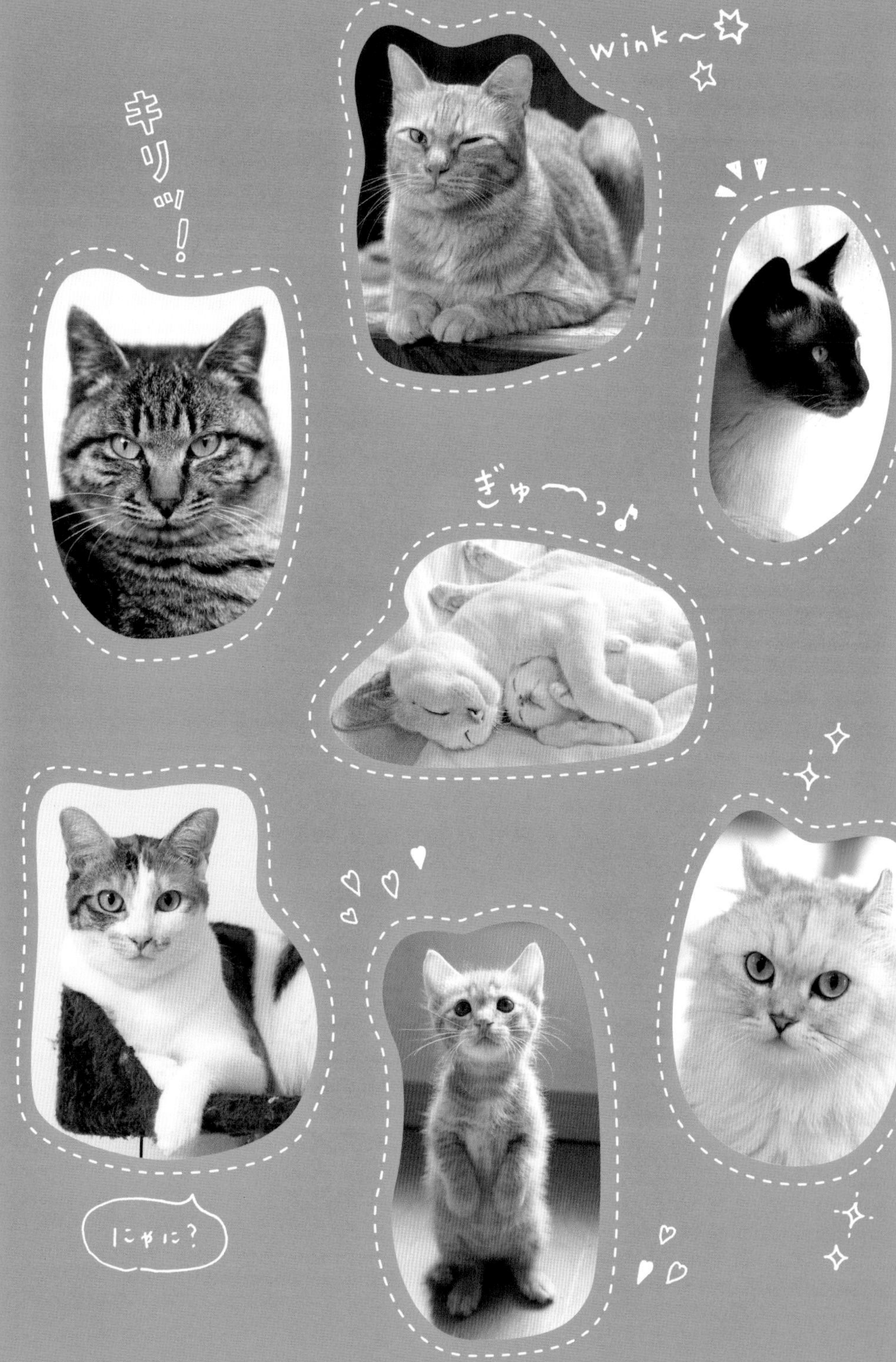
キリッ！
wink～
ぎゅ～っ♪
にゃに？

・お悩み別チャート・

【お悩みキーワード▷ 現実】

- ☑ 思うように生活のリズムが整わない
- ☑ 疲れやすく、休んでも疲れが取れにくい
- ☑ 現実逃避したい
- ☑ 将来のことが不安でならない
- ☑ 冷え性で、足先などは特に冷たい

【お悩みキーワード▷ 調和】

- ☑ 自分に自信が持てない
- ☑ 素直な気持ちを口にできない
- ☑ 心からの幸せや喜びを感じない
- ☑ 皮膚が弱くアレルギーや痒みが出やすい
- ☑ 女性は婦人科、男性は泌尿器科系に不調がある

キジトラ猫瞑想

P.76へ

期待できる効果

- 地に足が着いた生活を送れるようになる
- 安心・安定感が出て不安がなくなる
- 趣味や運動を始めたくなる
- 活力が湧いてくる
- 冷え性が緩和される

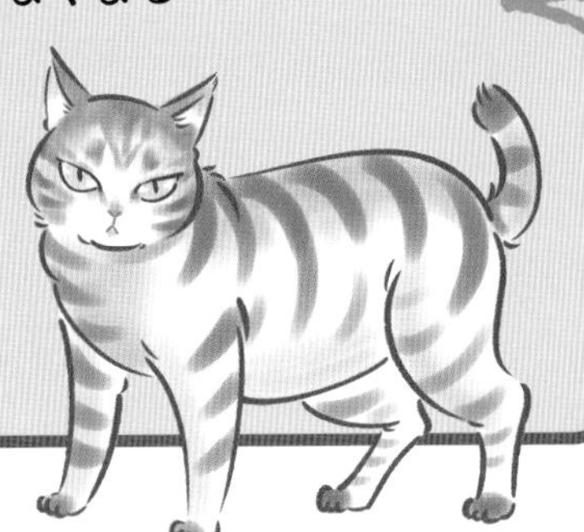

白い長毛猫瞑想

P.82へ

期待できる効果

- 他人と調和できるようになる
- ありのままの自分を好きになれる
- 気持ちを素直に言葉に出せるようになる
- 今を楽しみ、変化に対応できるようになる
- 婦人科・泌尿器科系の不調が緩和される

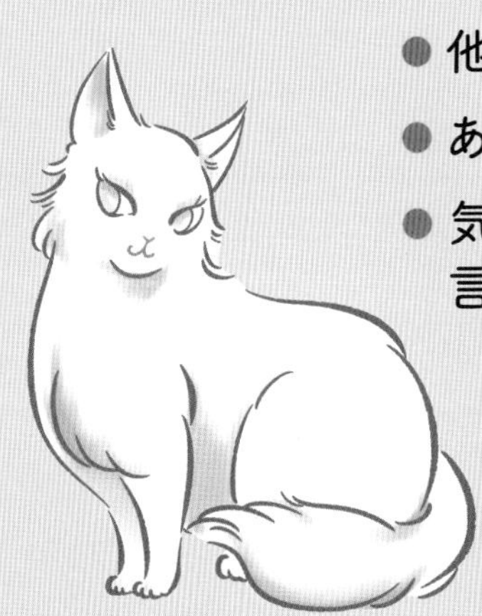

【 お悩みキーワード▷ 勇気 】

- ☑ したいことがあっても一歩が踏み出せない
- ☑ 自分の意思に反して強い者に服従してしまう
- ☑ 自分は無力だと思ってしまう
- ☑ 時々無謀な行動に出てしまう
- ☑ 消化器系全般が弱い

【 お悩みキーワード▷ 慈愛 】

- ☑ 他人に批判的になり許すことができない
- ☑ 自己犠牲ばかりして他人に利用されがちだ
- ☑ 他者へ一方的に奉仕しすぎて自分がおろそかになる
- ☑ 愛情を受け入れられないと執拗に執着する
- ☑ 呼吸器系などに不調がある

子猫瞑想

P.88へ

期待できる効果

- 勇気が持てるようになる
- 無条件で他人に屈することがなくなる
- 明るく前向きになれる
- 集団から離れて自立する力が出てくる
- 消化器系の不調が緩和される

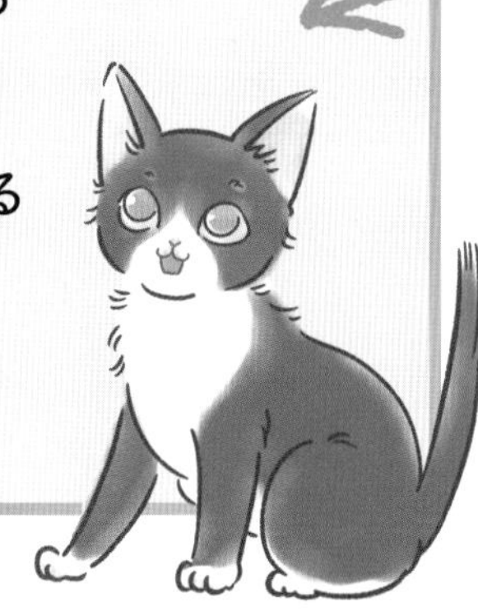

母猫瞑想

P.94へ

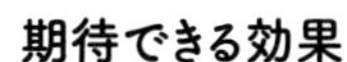

期待できる効果

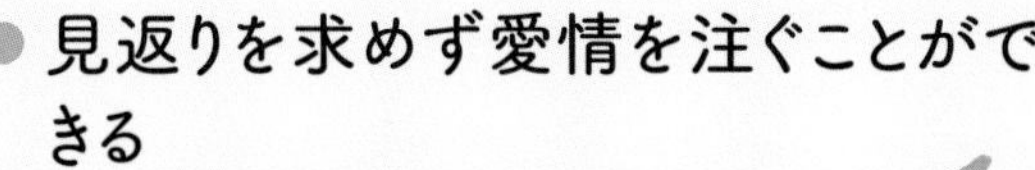

- 見返りを求めず愛情を注ぐことができる
- 心に平和を感じる
- 他人の欠点も個性と感じられるようになる
- 自分を愛し大切にすることができるようになる
- 呼吸器系などの不調が緩和される

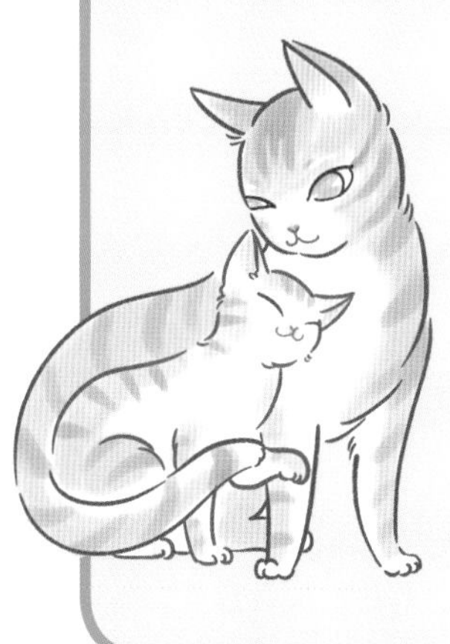

【 お悩みキーワード▷ コミュニケーション 】

- ☑ 言いたいことが言えずストレスが溜まっている
- ☑ 話を聞いているつもりだが聞き違いが多い
- ☑ 口数が多いなど過剰に自己表現してしまう
- ☑ 話すことへの恐怖など意思疎通に不安がある
- ☑ 喉や視聴覚に問題がある

【 お悩みキーワード▷ 判断力 】

- ☑ 周りの状況をうまく把握できない
- ☑ 他人を疑ってかかる
- ☑ 考えがまとまらず冷静な対処ができない
- ☑ 慢性的な睡眠不足だ
- ☑ 慢性的な頭痛がある

【 お悩みキーワード▷ 解放 】

- ☑ 目に見えることしか信じられない
- ☑ 他者との分断を強く感じている

茶トラ猫瞑想

P.100へ

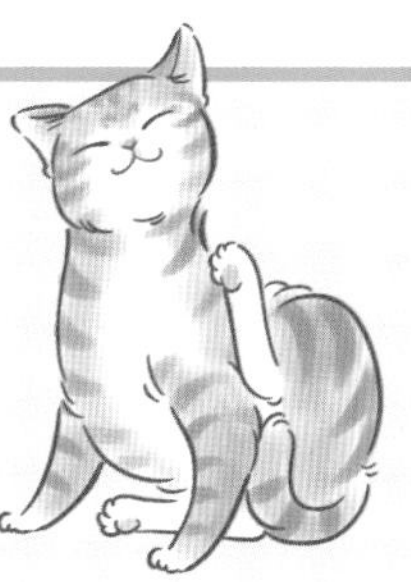

期待できる効果

- コミュニケーション能力が増す
- 感情表現が豊かになる
- 聞き上手になれる
- 仲介役などで頼られる存在になる
- 喉の詰まりが緩和され、目や耳の感覚がクリアになる

三毛猫瞑想

P.106へ

期待できる効果

- 冷静な判断力が備わってくる
- 客観的な見方ができる
- 直感力や創造力が働くようになる
- 明確なビジョンを描けるようになる
- よく眠れるようになり、頭痛も緩和される

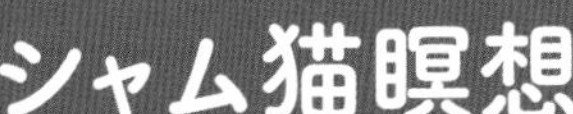

シャム猫瞑想

P.112へ

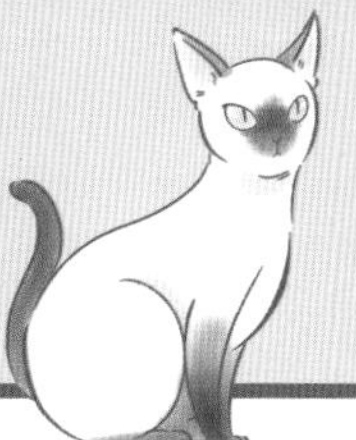

期待できる効果

- 今までにない解放感を覚える
- あらゆるものとの繋がりを感じるようになる

ねこ瞑想のはじめに「7色の呼吸瞑想」

基本は腹式呼吸

本格的に「ねこ瞑想」に取り組む前に、まずは瞑想の基本ともいえる「呼吸」の実践に入っていきましょう。

瞑想中の呼吸は、基本的に「腹式呼吸」でおこないます。腹式呼吸は、リラックスのための呼吸法です。腹式呼吸を続けると、緊張が緩んで血液やホルモンの循環が良くなり、身体も心も楽になっていくのがわかります。

練習は楽な姿勢、あぐらや椅子に座っておこないます。

腹式呼吸は、鼻から吸って鼻から吐きます。鼻が詰まって苦しい方は、最初は口呼吸でも構いません。瞑想をしながら鼻呼吸を続けるうちに、鼻詰まりの症状が緩和されることもあります。また慣れるまでは、お腹に両手を添えて練習するのがおすすめです。

鼻からゆっくり息を吸い込みます。お腹全体を膨らませるイメージで、ゆっくり4〜5秒ぐらいかけて息を吸い込みます。お腹に沿えた両手で腹部の膨らみを感じましょう。

次に、吸った息を鼻からゆっくり吐いていきます。吸う時より、1〜2秒ほど長い時間をかけて吐きましょう。添えた手がお腹の奥に吸い込まれていくイメージで、息を吐き切ります。

息を吸った時にお腹に置いた手が上がり、吐き出した時に下がっていれば、腹式呼吸ができています。仰向けに寝て練習してみると、手の上下がよくわかります。

腹式呼吸は、肺の真下にある傘のような形の筋肉・横隔膜が大きく働いています。息を吸うと、横隔膜が下がって肺のスペースが広がるので、臓器が行き場を求めてお腹が膨らみます。息を吐き切ると肺はしぼみ、横隔膜も上がって臓器も元の位置に戻ります。すると、お腹がへこみます。

ところが、身体の筋肉が緊張して固くなっていると、横隔膜が下がりにくくなってしまいます。腹式呼吸をおこなう時は猫の柔らかな身体を思い浮かべてリラックスし、ひと呼吸ごとに猫に近づいていくイメージでおこないましょう。

この時、頭の中で呼吸をカウントすると集中しやすくなります。息を吸いながら「1、2、3、4」。続けて吐きながらカウントします。心の中で、ゆったりとカウントしてください。これだけで、頭に浮かぶ雑念はとても少なくなります。

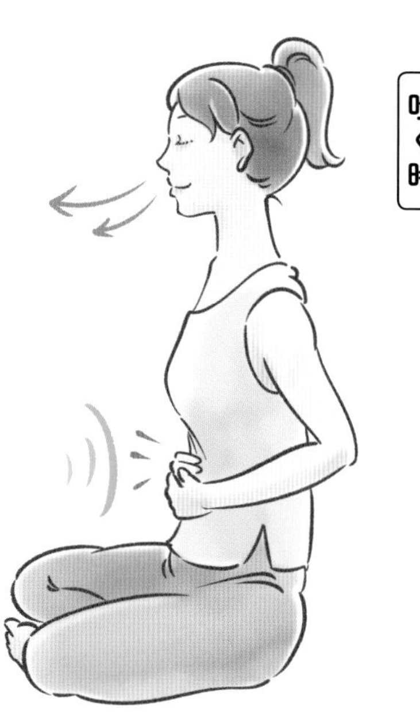

吸う時

7色の呼吸瞑想

7色に光るボールで全身をほぐしましょう

緊張を強いられる日常を一度頭から追い出し、こわばった心と身体を解きほぐすために、7色の呼吸瞑想は非日常的なイメージでおこないます。

最初に、手のひらサイズの白く光るボールを思い浮かべてください。これを、第7チャクラ（頭頂部）から下に向かって下ろしていきます。ボールが体の中を下りていく時、32ページ〜で説明した各チャクラのイメージカラーに変化していきます。全身を7色の光で満たす、これが「7色の呼吸瞑想」です。

チャクラの場所や感じ方の違いを実感するために、慣れるまでは各チャクラの部位に手を当てておこなうと良いでしょう。この呼吸瞑想で心身の緊張を解きほぐしてからねこ瞑想をおこなうと、効果はぐんと上がります。

「非日常的な光景がうまくイメージできない」「色を思い浮かべるのが苦手」という人は、チャクラの位置を意識しながら、深くてゆっくりした呼吸をすることに集中してください。完璧を目指して疲れてしまっては本末転倒。自分の体の中に意識を向けて、瞑想の呼吸法を実践するだけでも効果はあります。慣れてきたころにイメージに挑戦してみてください。

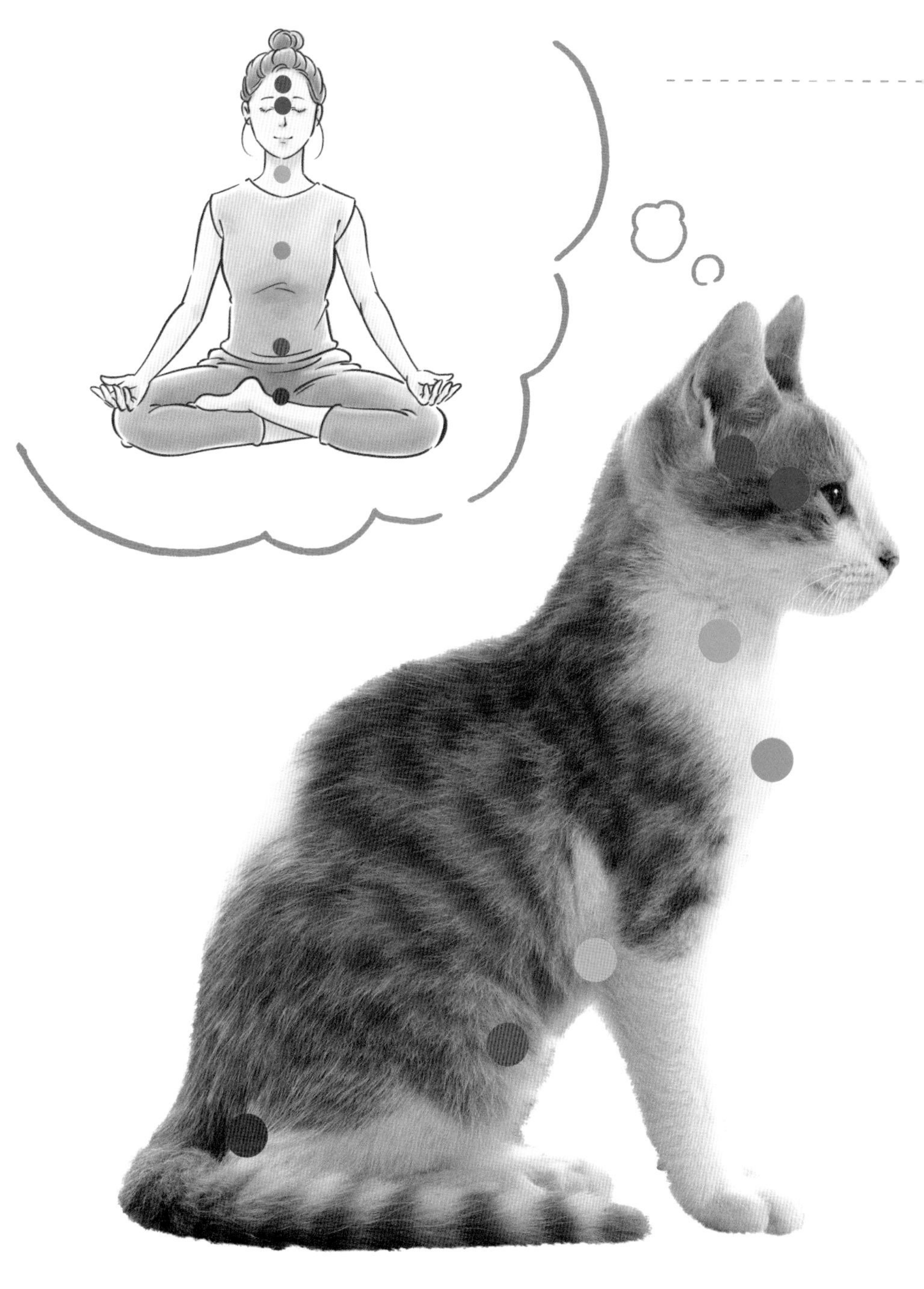

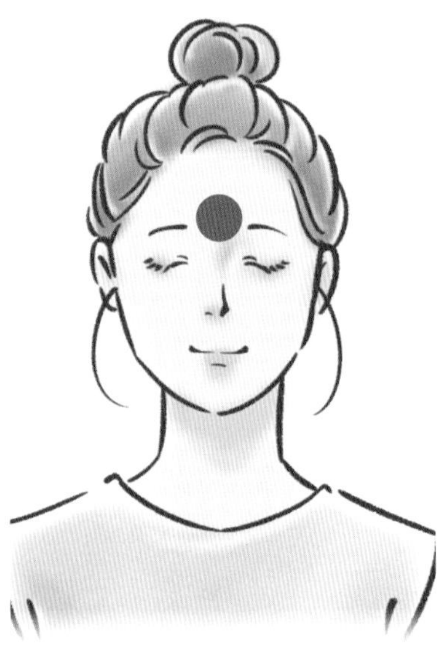

眉間の奥

サハスラーラ

白い光のボールが、頭頂部から第7チャクラ「サハスラーラ」の位置に吸い込まれていき、紫色に変化して頭の中を照らします。頭の深部で紫の光を思い浮かべながら、腹式呼吸を5回おこないます。4～5秒かけて深く息を吸い込み、5～6秒かけてゆっくりと息を吐き切ります。ひと呼吸ごとに、頭部の詰まりや凝りがほぐれていきます。

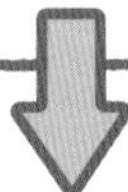

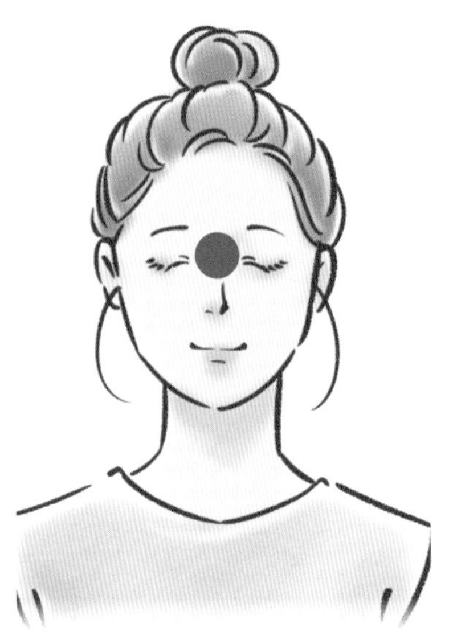

目と目の間

アジナ

白い光のボールを目と目の間、第6チャクラ「アジナ」に下ろしていきます。両目の奥に吸い込まれて藍色に変化した光を思い浮かべながら、腹式呼吸を5回おこないます。4～5秒かけて深く息を吸い込み、5～6秒かけてゆっくりと息を吐き切ります。ひと呼吸ごとに、いらなくなった古い思考が消えていきます。

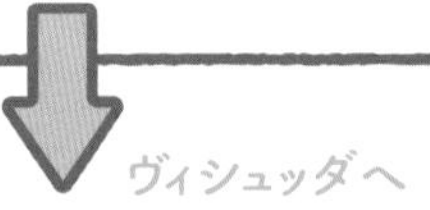

喉

ヴィシュッダ

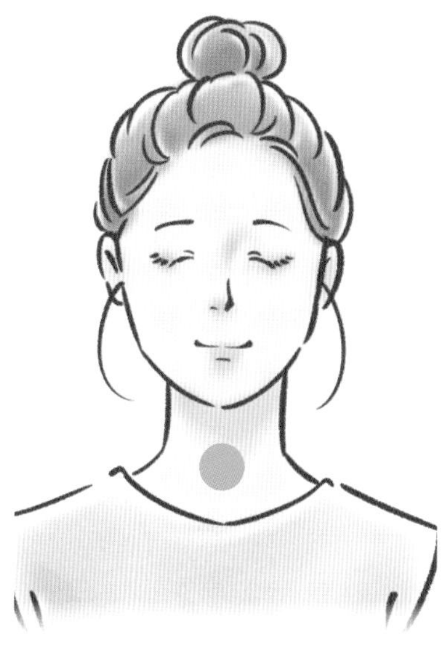

白い光のボールは喉まで下りてきました。喉元にある第5チャクラ「ヴィシュッダ」に吸い込まれたボールは澄んだ水色に変化します。喉の奥で水色の光を思い浮かべながら、腹式呼吸を5回おこないます。4～5秒かけて深く息を吸い込み、5～6秒かけてゆっくりと息を吐き切ります。ひと呼吸ごとに詰まりが取れ、喉と首に柔らかさが戻ってきます。

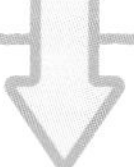

※たまに咳き込むことがありますが、溜まっていたエネルギーが出ていくサインです。安心して、咳を出し切ってから呼吸瞑想に戻りましょう。

心臓上部

アナハタ

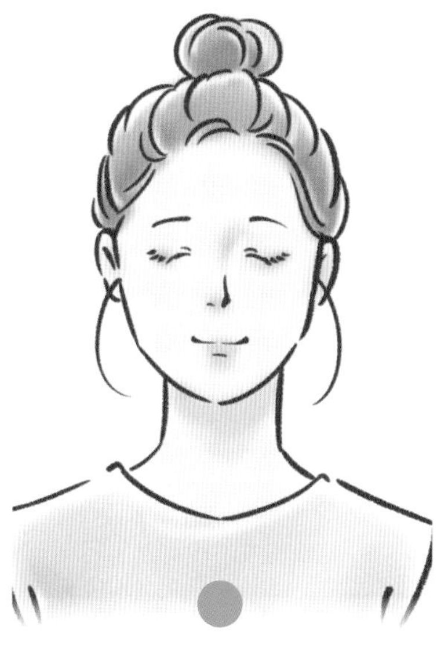

白い光のボールを胸の中央に下ろします。第4チャクラ「アナハタ」でボールは緑色に変化します。胸いっぱいに広がる緑色の光を思い浮かべながら、腹式呼吸を5回おこないます。4～5秒かけて深く息を吸い込み、5～6秒かけてゆっくりと息を吐き切ります。ひと呼吸ごとに胸が解放感で満たされます。

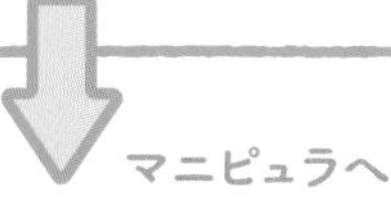

みぞおち

マニピュラ

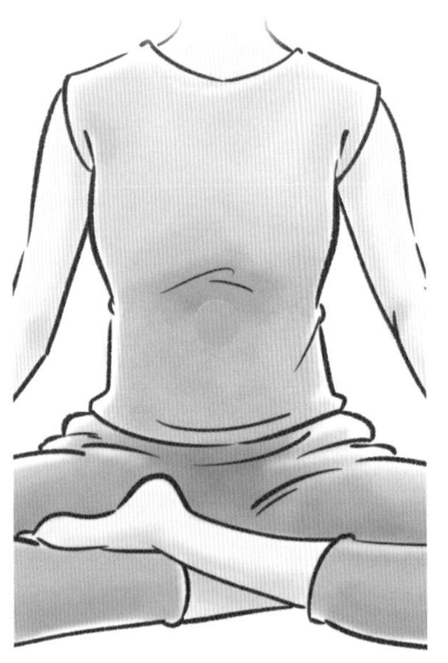

白い光のボールは、みぞおちまで下りてきました。その奥にある膵臓が、第3チャクラ「マニピュラ」の位置です。みぞおちの奥へ吸い込まれて、太陽のような黄色に変化した光を思い浮かべながら、腹式呼吸を5回おこないます。4～5秒かけて深く息を吸い込み、5～6秒かけてゆっくりと息を吐き切ります。ひと呼吸ごとにお腹の緊張が緩んでいきます。

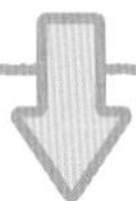

下腹部上

スワディシュターナ

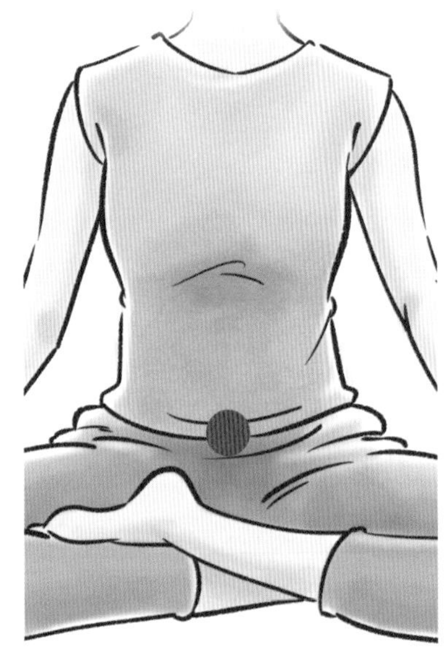

白い光のボールを第2チャクラ「スワディシュターナ」がある下腹部まで下ろしていきます。両足の付け根（鼠径部）から少し内側の左右にある卵巣（男性は精巣）へ交互に光を当てるイメージです。夕陽のようなオレンジ色の光を思い浮かべながら、腹式呼吸を5回おこないます。4～5秒かけて深く息を吸い込み、5～6秒かけてゆっくりと息を吐き切ります。ひと呼吸ごとに温かな生命のエネルギーが満ちていきます。

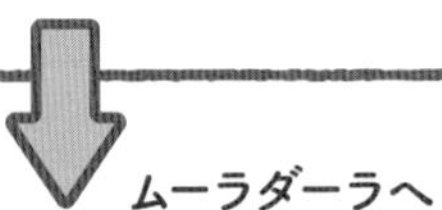
ムーラダーラへ

尾骨周辺

ムーラダーラ

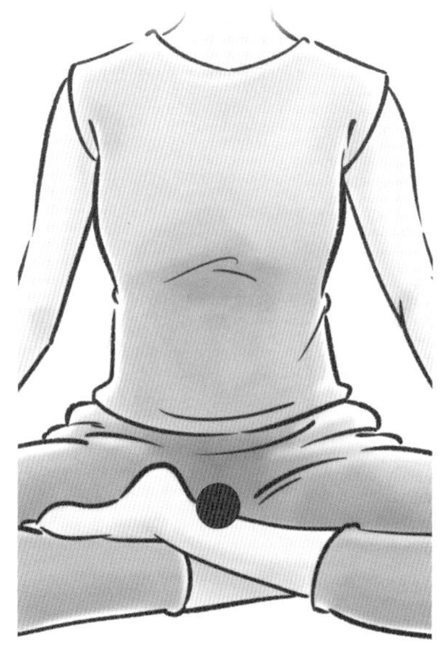

白い光のボールは、尾骨にある第1チャクラ「ムーラダーラ」まで下りてきました。左右に身体を軽くゆすって、腰の位置を整えます。すると、尾骨の白い光は赤色へと変化します。腰全体に赤い光が広がるのを思い浮かべながら、腹式呼吸を5回おこないます。4〜5秒かけて深く息を吸い込み、5〜6秒かけてゆっくりと息を吐き切ります。ひと呼吸ごとに、大地の力強い真っ赤なエネルギーを吸い上げます。最後の吐く息で、光のボウルは排出され、大地に溶け込んでいきます。

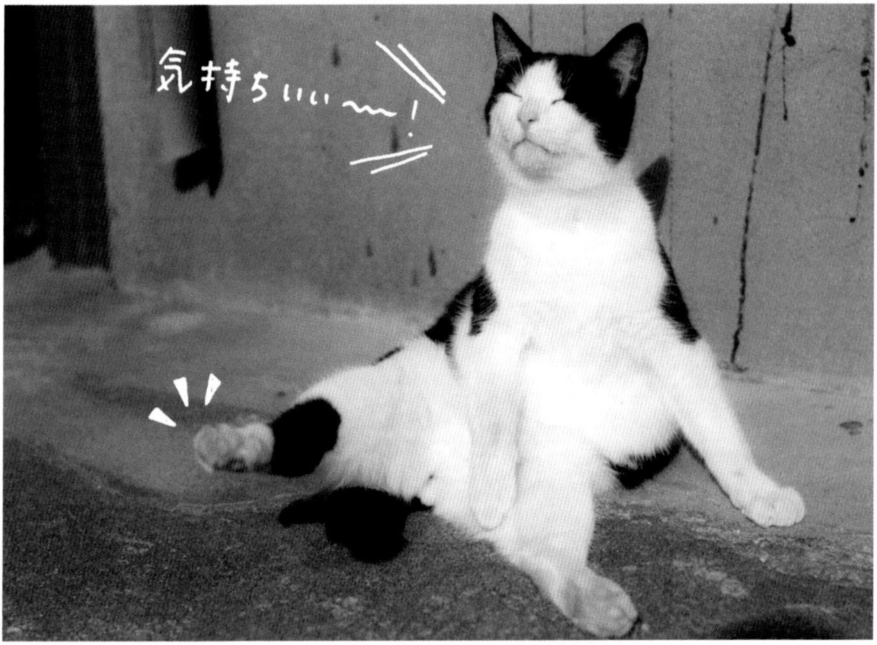

気持ちいい〜!

7色の呼吸瞑想

紫色の光で眉間の奥をほぐす

▽

藍色の光で両目の間をほぐす

▽

水色の光で喉をほぐす

▽

緑色の光で心臓部をほぐす

▽

黄色の光でみぞおちをほぐす

▽

オレンジ色の光で下腹部をほぐす

▽

赤色の光で尾骨周辺をほぐす

●腹式呼吸を各5回
●1回～何回か繰り返してもOKです

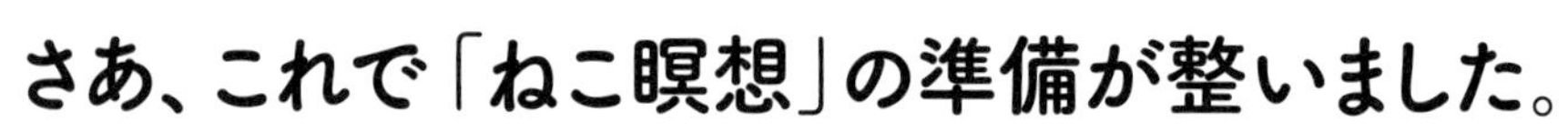

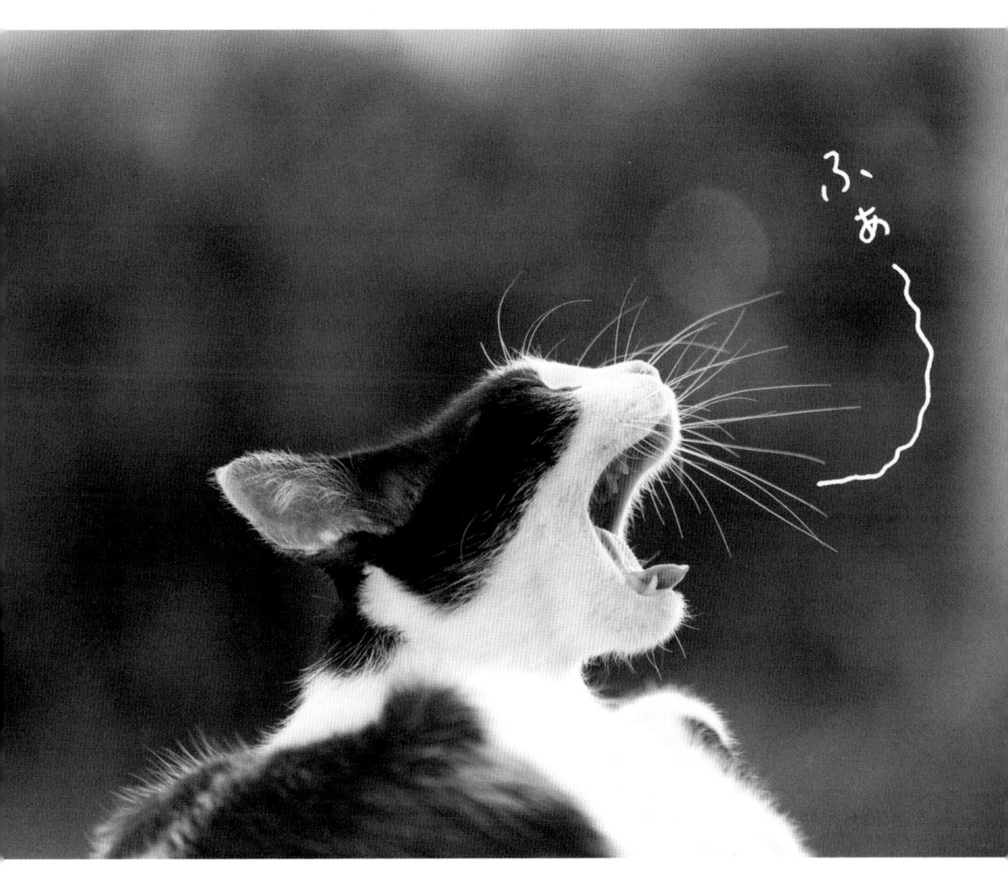
ふあ〜

さあ、ねこ瞑想を始めよう！

7色の呼吸瞑想で身体と心を緩めたら、ねこ瞑想を始めましょう。まずは、ねこ瞑想の基本的なやり方をお伝えしていきます。この基本をおさえれば、あとは猫の種類ごとにイメージを膨らませていけばOK。それでは、一つずつ見ていきましょう。

ガイドに沿って、まずは練習のつもりで

ねこ瞑想は短い時間からスタートしましょう。最初は、7色の呼吸瞑想を5分間。手順を覚えてリラックスできるようになったら、7種のねこ瞑想から一つ選んで全体で5～10分おこないます。慣れてきたら、徐々に時間を長くしてみましょう。瞑想は、「量（時間）」より「質」が大切で、リラックス・集中状態を保つことが重要。1回15分～20分を目標に、自分のペースでおこないましょう。はじめは雑念が湧いて集中できないこともあるでしょう。これはみんな同じなので安心してください。そんな時は一旦瞑想を中断して、少し間をおくか、明日またトライしてみましょう。瞑想は、自分のペースで、細く長く続けていくことが大事です。

ねこ瞑想は、パートナーキャットをお伴に、頭の中で十分に想像を膨らませておこないます。しかし、自由に想像を膨らませすぎると、「想像」ではなく「妄想」となり、脳も興奮状態になってしまいます。左ページのガイドをざっくりと頭に入れてからおこないましょう。

「正しくできているかな？」と心配になるかもしれませんが、まずはガイドを信じて、自信を持って練習してみましょう。

「ねこ瞑想」基本の流れ

ねこ瞑想はガイドに沿っておこないます。ここでは具体的に、7種のねこ瞑想全てに共通するガイドを説明します。ねこ瞑想を始める前に、このガイドを読んで、おおむね頭に入れておくと、迷いなくねこ瞑想を実践できるでしょう。

1 パートナーキャットを決める

58ページ～のチャートから、今日のパートナーキャットを選びましょう。
お悩みキーワードから選んでもよし、直観で好みの猫を選んでもよし、自分の感覚に従いましょう。

2 チャクラを意識する

選んだねこ瞑想の解説を読んで、チャクラの位置を確認します。

3 深い呼吸をする

深い腹式呼吸を始めます。4～5秒で吸って、5～6秒で吐きましょう。
これを瞑想の最後まで繰り返します。

4 パートナーキャットを迎える

パートナーキャットを迎えます。「キジトラ猫さん、あなたの力を貸して」「三毛猫さん、あなたの賢さを私にもください」など、心の中で言葉を伝えましょう。
ガイドに沿ってイメージを膨らませながら、心身を解放していきます。

5 チャクラが満たされる

チャクラがそれぞれの感覚で満たされていきます。この感覚が終了のサインになります。
感覚を得られない場合は時間で区切りましょう。

6 パートナーキャットに感謝の言葉を伝える

心の中で、パートナーキャットに感謝の言葉を伝えましょう。
「ありがとう」「あなたのおかげでとても良い時間を過ごせました」など、自分の言葉で伝えます。
とても大切なことですので、忘れずにおこなってください。

7 ゆっくりと目を開ける

ゆっくりと目を開けて、ねこ瞑想は終了です。

これが「ねこ瞑想」の基本の流れです。
この流れに沿って、7種の「ねこ瞑想」をおこないましょう。

キジトラ猫瞑想

野性の逞しさに導かれ、現実と向き合う力を高める

キジトラ猫瞑想の効果

野性味満点のキジトラ猫をお伴におこなう「キジトラ猫瞑想」は、どんな環境にも適応して逞しく生き抜くキジトラ猫のように、現実と向き合う力を高めるのに効果的です。

将来の不安に囚われがちな人、人の意見に左右されやすい人、心身が不安定な人におすすめです。

キジトラ猫瞑想をすると、浮き足立った感覚がなくなり、地に足を着けて行動できるようになります。しっかりと現実を見つめ、心は前向きになり、趣味や運動を始めて人生を充実させる活力がみなぎってくるでしょう。

身体面では、なかなか取れなかった疲れがすっきりと消えるほか、冷え性の緩和も期待できます。

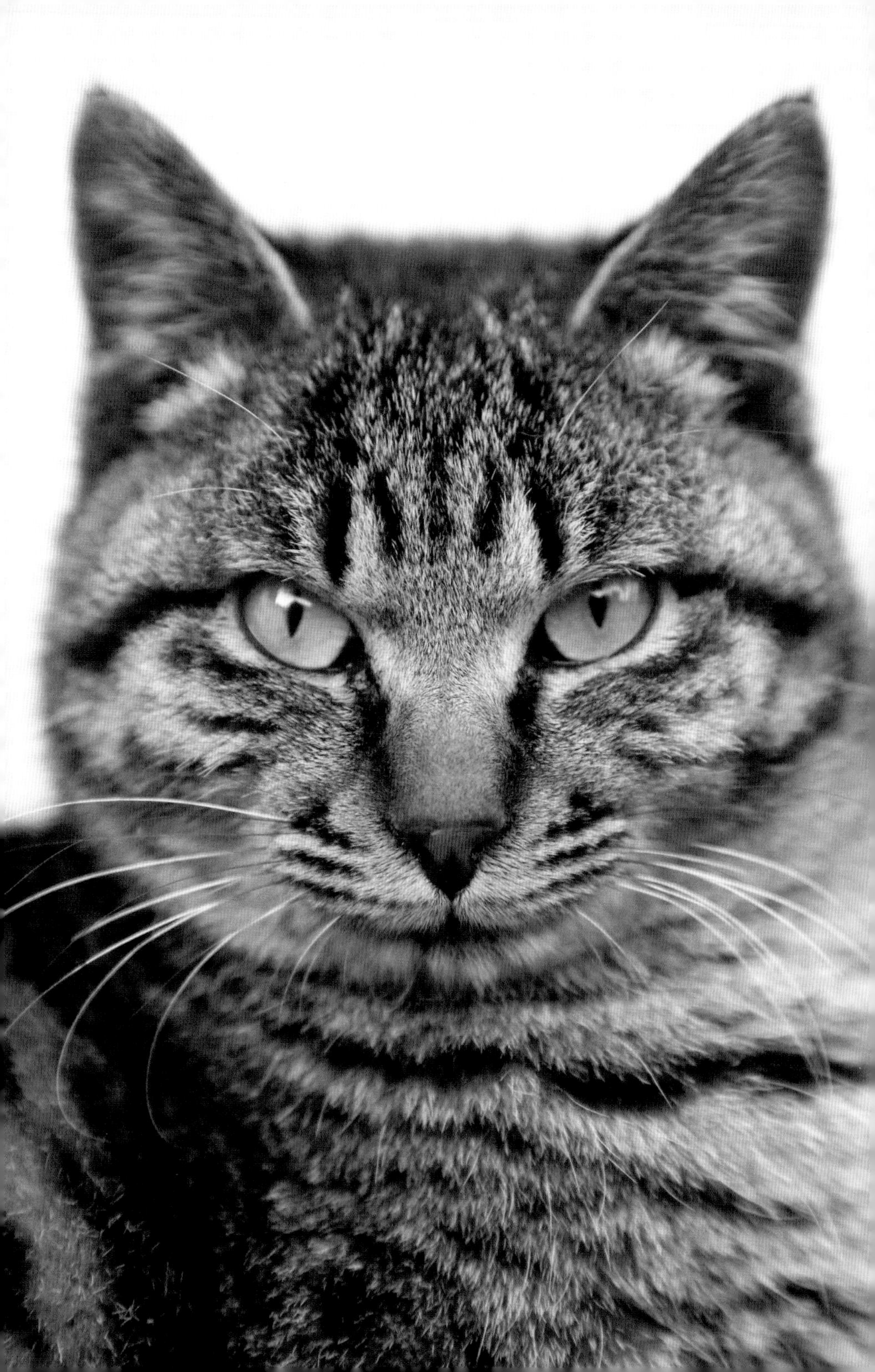

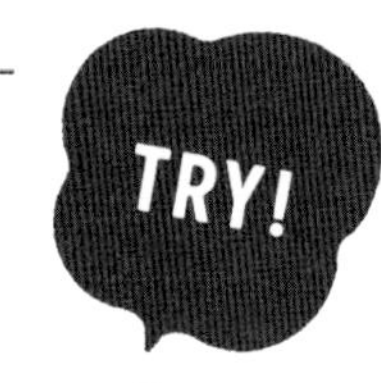

キジトラ猫瞑想

仙骨を床に垂直に立てて座ります。尾骨から腰にかけての第1チャクラ、「ムーラダーラ」に意識を向けます。腰を軸にして体を左右に軽く揺らしながら、体を安定させ、揺れを止めます。

目を瞑って、息をゆっくり吸い込み、静かに吐き出します。この呼吸を続けながら、ねこ瞑想を進めていきます。

パートナーキャット「キジトラ猫」を迎えます。「キジトラ猫さん、あなたの力を貸して」「キジトラ猫さんの逞しさをください」など、心の中で言葉を伝えましょう。

野性味溢れるキジトラ猫が、あなたの膝の上に乗ってくるのをイメージします。用心深いキジトラ猫ですから、そこが心地良い場所

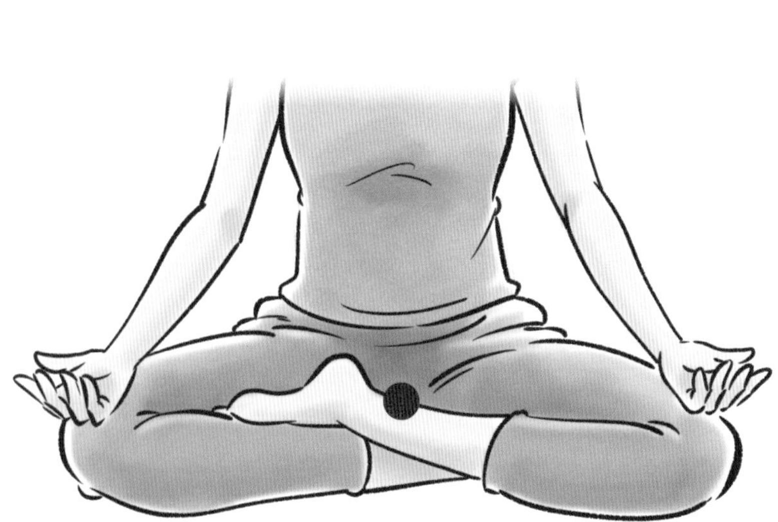

と感じたら、乗ってきます。
敏感なキジトラ猫はあなたの気持ちを感じ取り、膝に乗ってきました。
キジトラ猫のずっしりとした体の重みを感じてください。ツヤツヤした毛並みを思い浮かべます。

吸う息とともに、キジトラ猫の力強さを取り込んでいきます。吐く息であなたの基底部から腰にかけて、パワーを満たしていきます。呼吸を重ねるほどに、キジトラ猫のずっしりとした重みと生命力があなたの体に浸透していきます。

キジトラ猫の力強いエネルギーを感じられたら、終わりの目安です。

大きく息を吐き出します。
堂々とした足取りで去っていくキジトラ猫に感謝を伝えて、終了です。
ゆっくりと目を開けましょう。

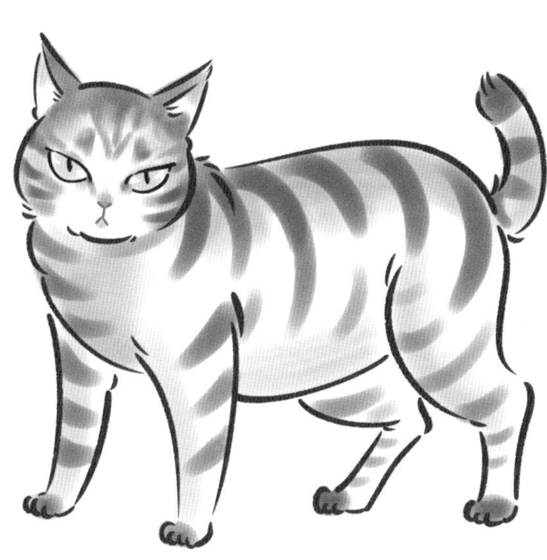

【キジトラ猫瞑想チャート】

1 姿勢を正し、体を安定させる

↓

2 第1チャクラ（腰から下のあたり）を意識する

↓

3 目を瞑り、深い呼吸をする

↓

4 キジトラ猫を迎える

↓

5 キジトラ猫の重みを膝に感じながら生命力を満たす

↓

6 キジトラ猫に感謝の言葉を伝える

↓

7 ゆっくりと目を開ける

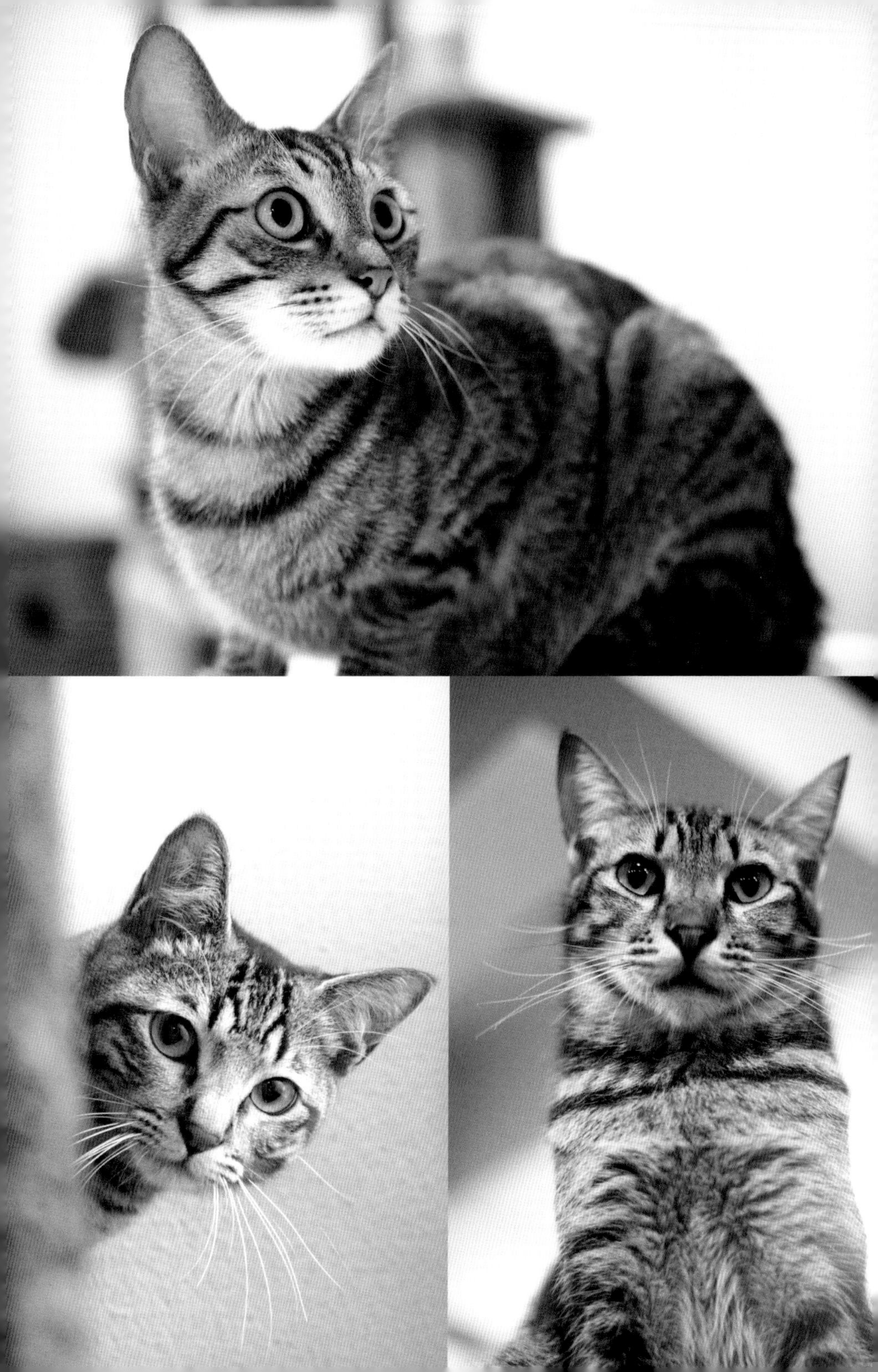

白い長毛猫瞑想

芯の強さを手に入れて、ありのままの自分を好きになる

白い長毛猫瞑想の効果

白猫の中でも特に長毛のメス猫は、外見がどんなに優雅でおしとやかにみえても、芯の強い猫が多いのが特長です。その強さは、慎重さに裏打ちされた内面へ向かう強さです。そんな白い長毛猫の力を借りて、あるがままの自分を受け入れる心の強さを手に入れましょう。

自分に自信がない、素直な気持ちを口に出せない、心からの幸せや喜びを感じないという人におすすめです。生きる基盤となる自分の性を見つめ、その喜びを感じる中で、ありのままの自分を受け入れられるようになるでしょう。

自分が満たされることで、他者への理解も深まり、家族や親しい人との関係が良好になっていきます。

女性は婦人科系、男性は泌尿器系に不調を抱えている場合、症状の緩和を期待できます。

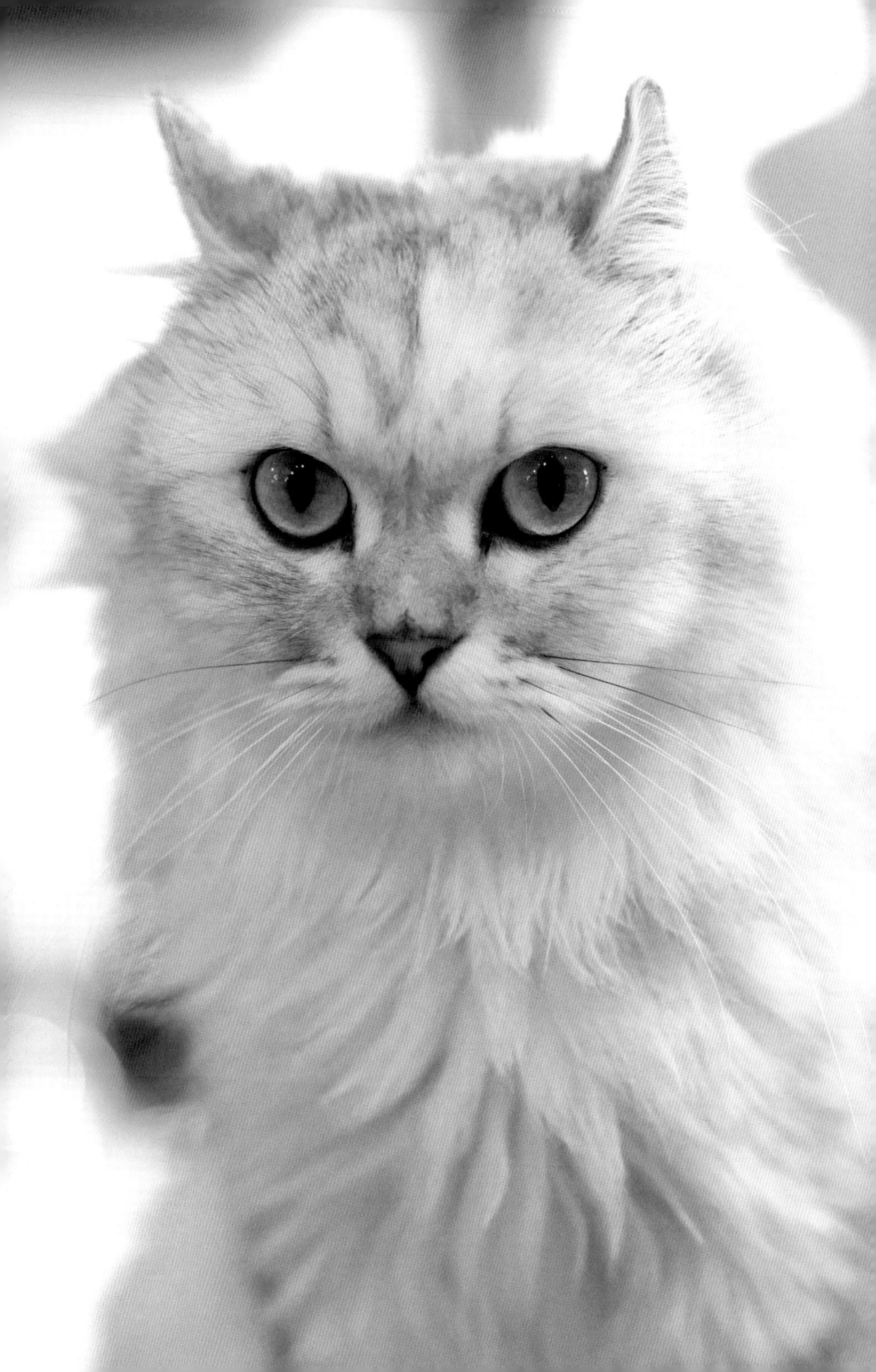

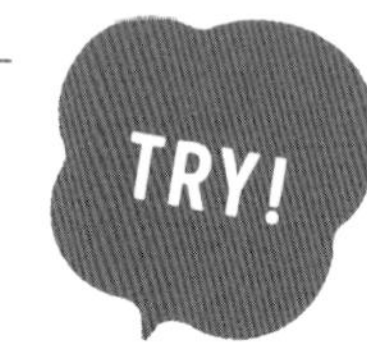

白い長毛猫瞑想

おへその下あたりに手を当てて、第2チャクラ「スワディシュターナ」に意識を向けます。目を瞑って、息をゆっくり吸い込み、静かに吐き出します。この呼吸を続けながら、ねこ瞑想を進めていきます。

パートナーキャット「白い長毛猫」を迎えます。「白猫さん、あなたの力を貸して」「あなたの強い心を分けてください」など、自分の言葉で伝えましょう。

シルキーな被毛と宝石のような瞳をした美しい猫が、長い尾を巻いて優雅に座り、じっとあなたを見つめている様子を思い浮かべましょう。

次第に白猫の瞳の色が変化していきます。琥珀色、青、赤、ゴールドの中から、あなた

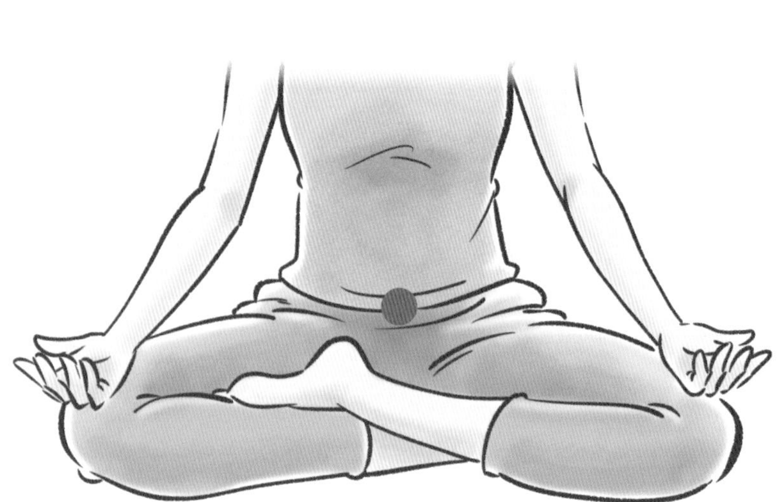

が惹かれる瞳の輝きを思い浮かべてください。それが白猫の瞳の色となり、宝石よりも美しく輝き出します。

輝く瞳を見つめ、呼吸を続けます。

辛いことや悩みが、全て白猫の瞳の輝きに吸い込まれていき、きれいに消えてなくなります。

安心して自分を解放し、白猫と同調しましょう。

瞳を見つめながら呼吸を続けるほどに、心の中に占めていた余計な思考が消えていきます。それと同時にじんわりと幸せな気持ちで満たされ、下腹部にパワーが満ちていきます。

気持ちが落ち着いてきたら、終わりのサインです。

大きく息を吐き出します。

気高き白猫に感謝を伝えて、終了です。

ゆっくりと目を開けましょう。

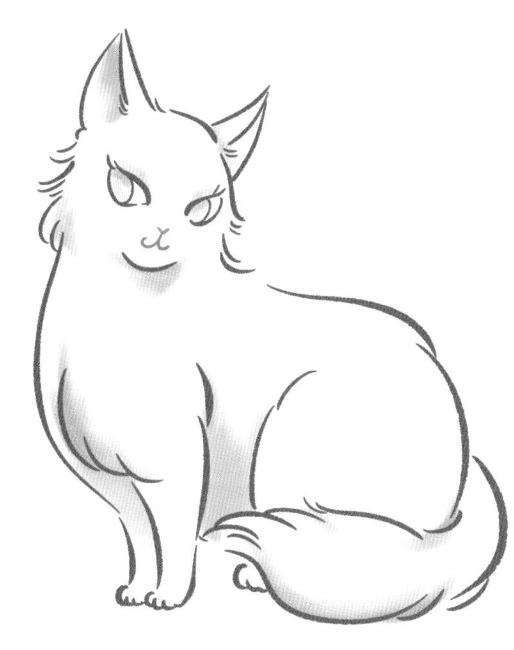

【白い長毛猫瞑想チャート】

1 姿勢を正して座る

↓

2 第2チャクラ（おへそのあたり）を意識する

↓

3 目を瞑り、深い呼吸をする

↓

4 白い長毛猫を迎える

↓

5 瞳の輝きを見つめながら、生命力を満たす

↓

6 白い長毛猫に感謝の言葉を伝える

↓

7 ゆっくりと目を開ける

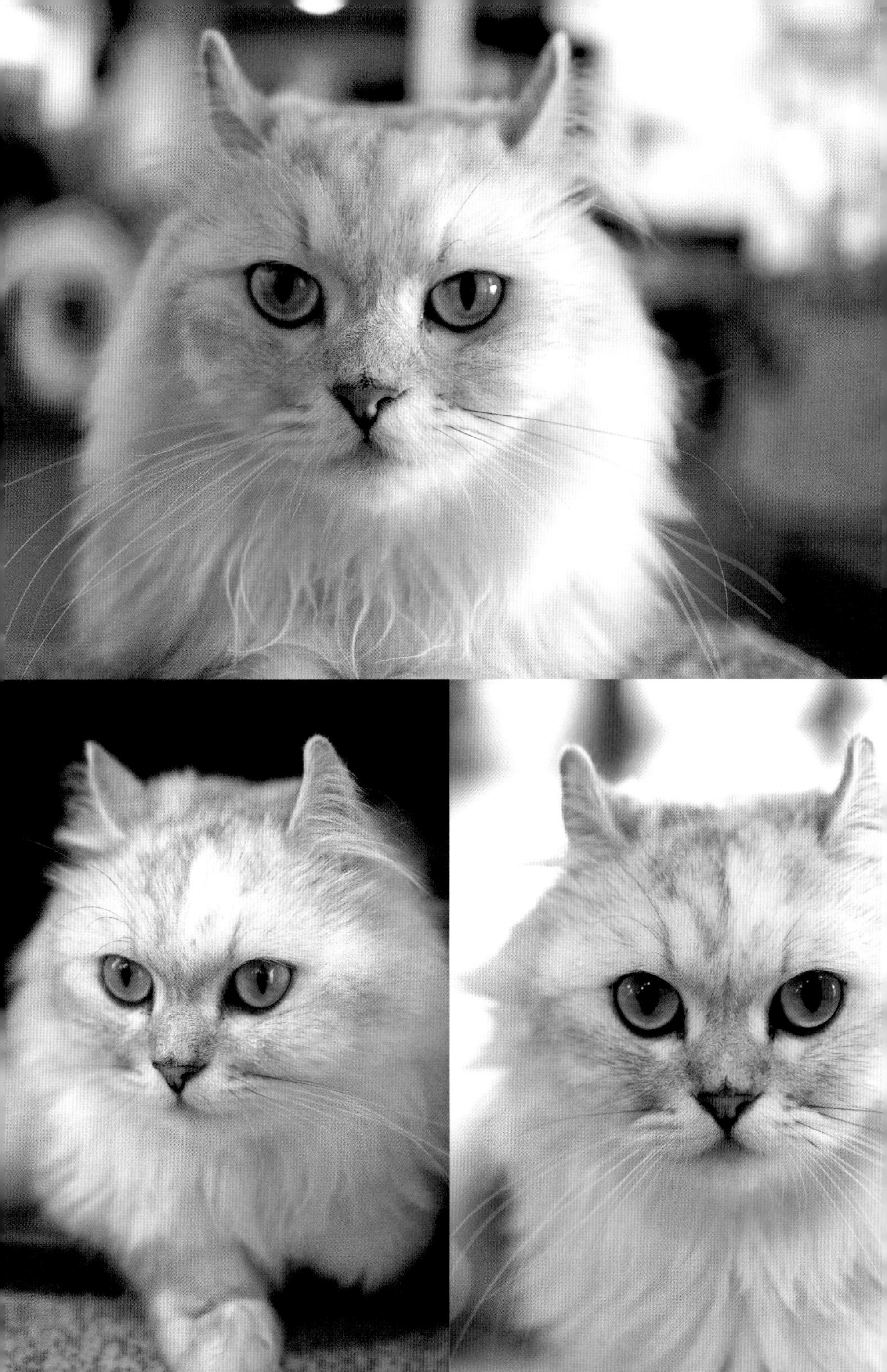

子猫瞑想

チャレンジを恐れない、前向きな自分を取り戻す

子猫瞑想の効果

子猫たちは、失敗を恐れないチャレンジ精神のかたまりで、短い期間に驚異的に成長します。一人前のハンターになるために、子猫たちは日々新たなことに果敢にチャレンジして、時には失敗し、全て自分の中へ消化していきます。

子猫瞑想は、やりたいことになかなか踏み出せない人、意思に反して他者に屈服しがちな人、自分の無力さを感じながらも無謀な行動に出て悪循環におちいりがちな人におすすめです。

子猫のように生命力と生きる喜びに溢れ、前向きな気持ちで物事に取り組めるようになります。また自立心が育まれ、自分の意志で行動ができるようにもなります。

消化器系に不調がある人は症状の緩和が期待できるでしょう。

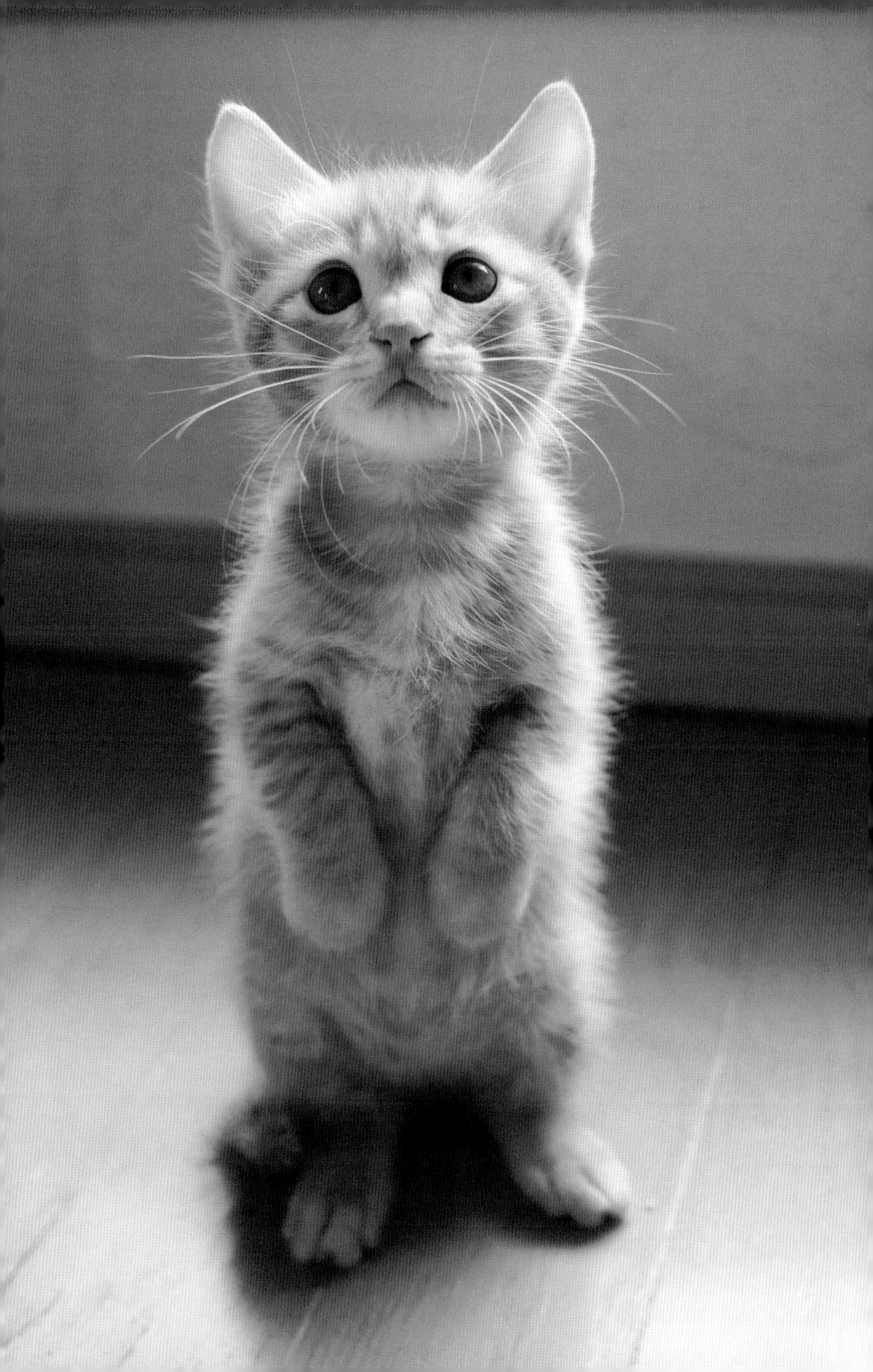

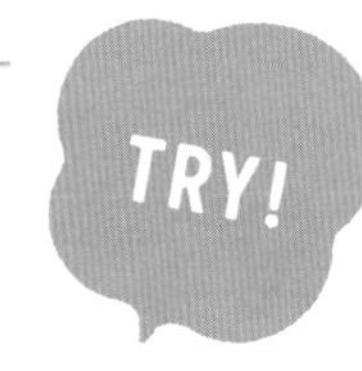

子猫瞑想

みぞおちに手を添えて、第3チャクラ「マニピュラ」に意識を向けます。目を瞑って、息をゆっくり吸い込み、静かに吐き出します。この呼吸を続けながら、ねこ瞑想を進めていきます。

パートナーキャット「子猫」を迎えます。やんちゃ盛りの子猫が3～4匹います。あなたは子猫たちの一員となります。

子猫たちは母猫の愛情に満たされて育ち、そろそろ親離れの時を迎えます。飛んだり跳ねたり、きょうだい同士でプロレスごっこ。有り余るパワー全開で、エネルギッシュに遊んでいます。

一匹の子猫が、駆け出しました。それを合図に、一斉にきょうだいたちも走り出します。

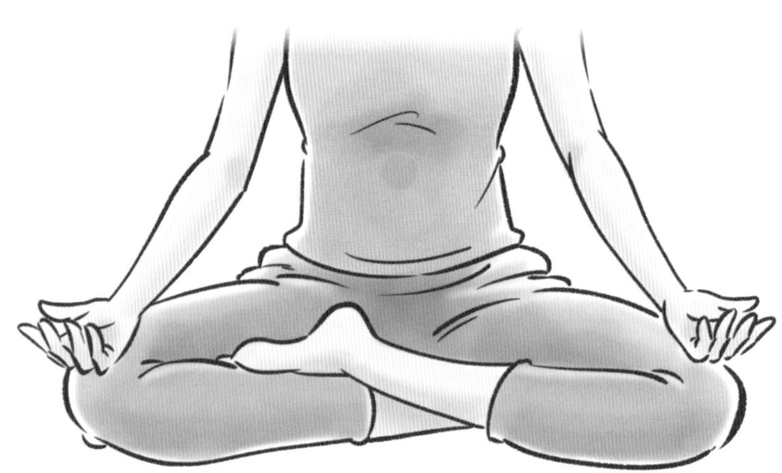

あなたも後を追っていきましょう！
やがて前方に、強烈な光が見えてきます。
まるで太陽が宿ったかのような眩い光です。
その光の先へ、子猫たちは思い思いに飛び出していきます。迷いや躊躇は一切ありません。
無鉄砲ともいえるほどの勢いで、光の中に飛び込んでいきます。
あなたも一緒に飛び出しましょう！
眩い光の中に飛び込みながら、深い呼吸を続けます。心の中に前向きな気持ちとエネルギーに満ちた生命力、失敗を怖れないチャレンジ精神が溢れていきます。

みぞおちの内部が、勇気と希望のパワーで満たされるのを感じたら、終わりの目安です。

大きく息を吐き出しましょう。
子猫たちにエールを送って、終了です。
ゆっくりと目を開けましょう。

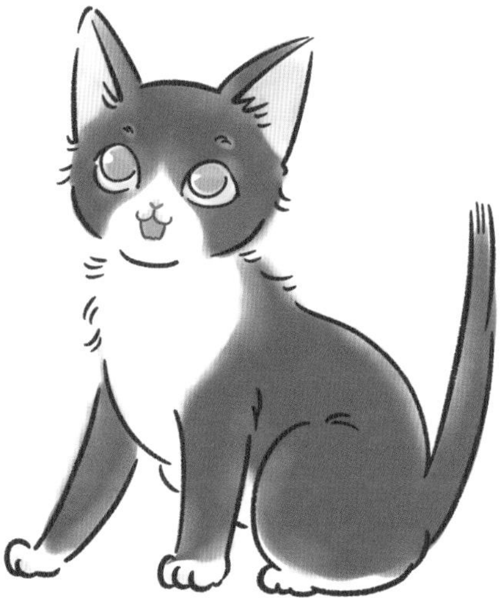

【子猫瞑想チャート】

1
姿勢を正して座る

↓

2
第3チャクラ(みぞおち)を意識する

↓

3
目を瞑り、深い呼吸をする

↓

4
子猫の一員になりエネルギー全開で遊ぶ

↓

5
白い光の中に飛び込み、生命力を満たす

↓

6
子猫たちにエールを送る

↓

7
ゆっくりと目を開ける

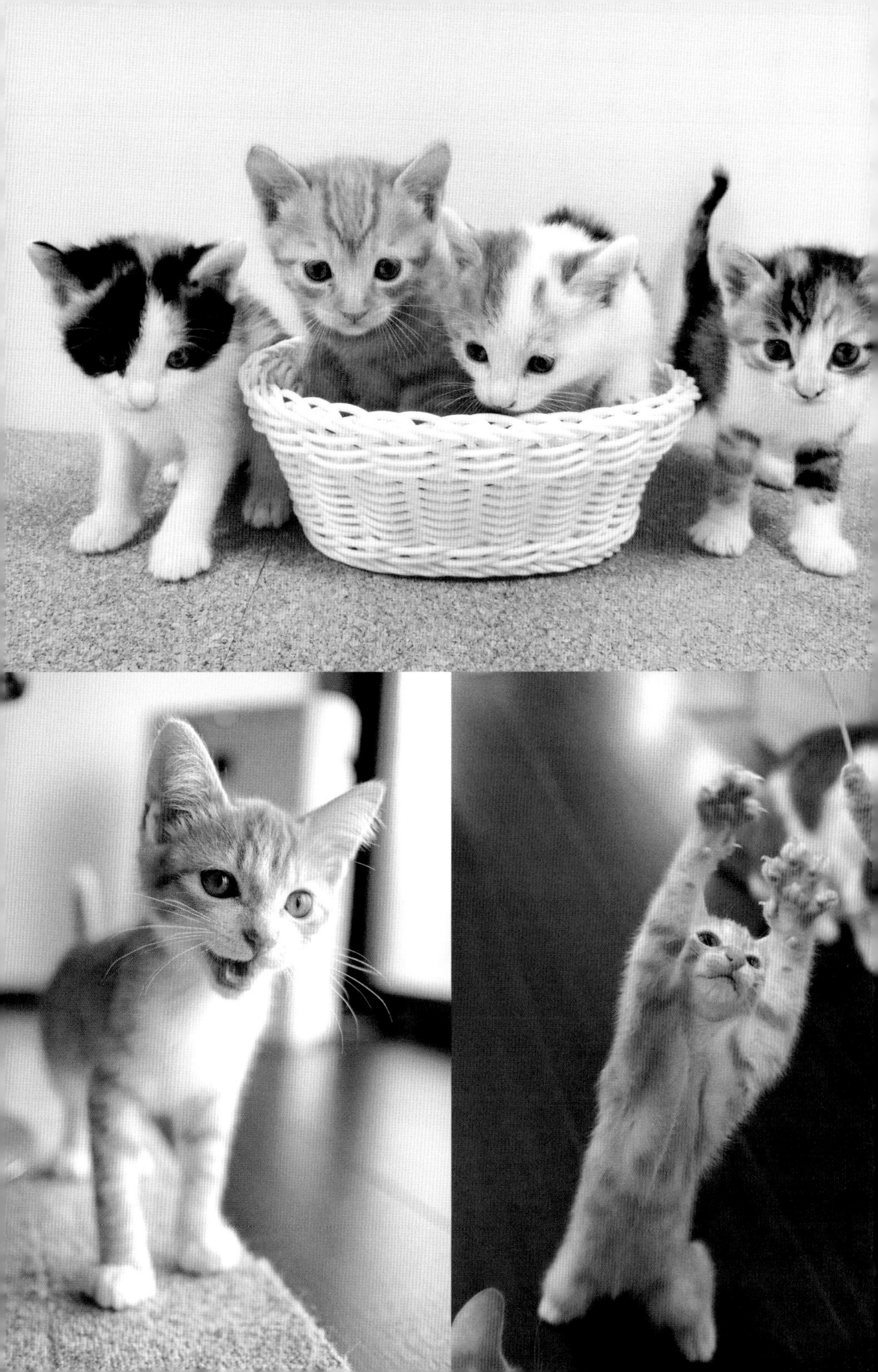

母猫瞑想

真の愛を知り、自分にも他人にもやさしくなれる

母猫瞑想の効果

出産から子育て、子猫の自立までを単独でやり切る母猫は、驚くほど献身的で愛情深い存在です。しかし子猫が親離れする時は、凛とした厳しさで子猫を遠ざけます。我が子を谷に突き落とすというライオンの逸話のように、母猫は強い愛で子猫を突き放すのです。

真の愛で子を育む母猫瞑想は、自分を犠牲にして一方的に奉仕してしまいがちな人、愛情を拒絶されると執着してしまう人、他人を批判しがちな人におすすめです。

心に平和が訪れ、自分を愛し認めることができるようになります。すると他者にも寛容になり、見返りを求めずに愛情を注ぐことができます。

また、呼吸器系の不調の緩和も期待できます。

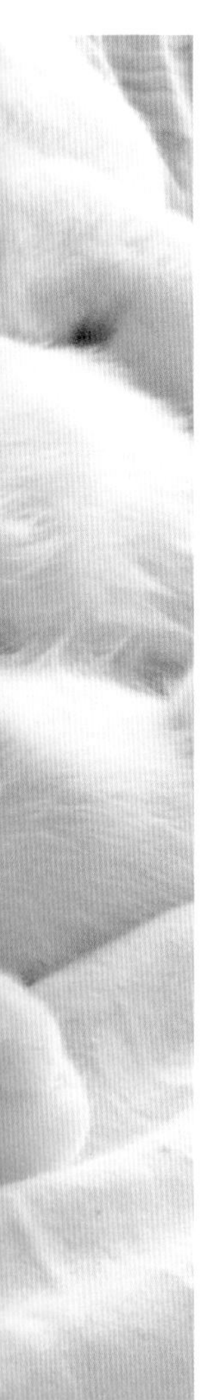

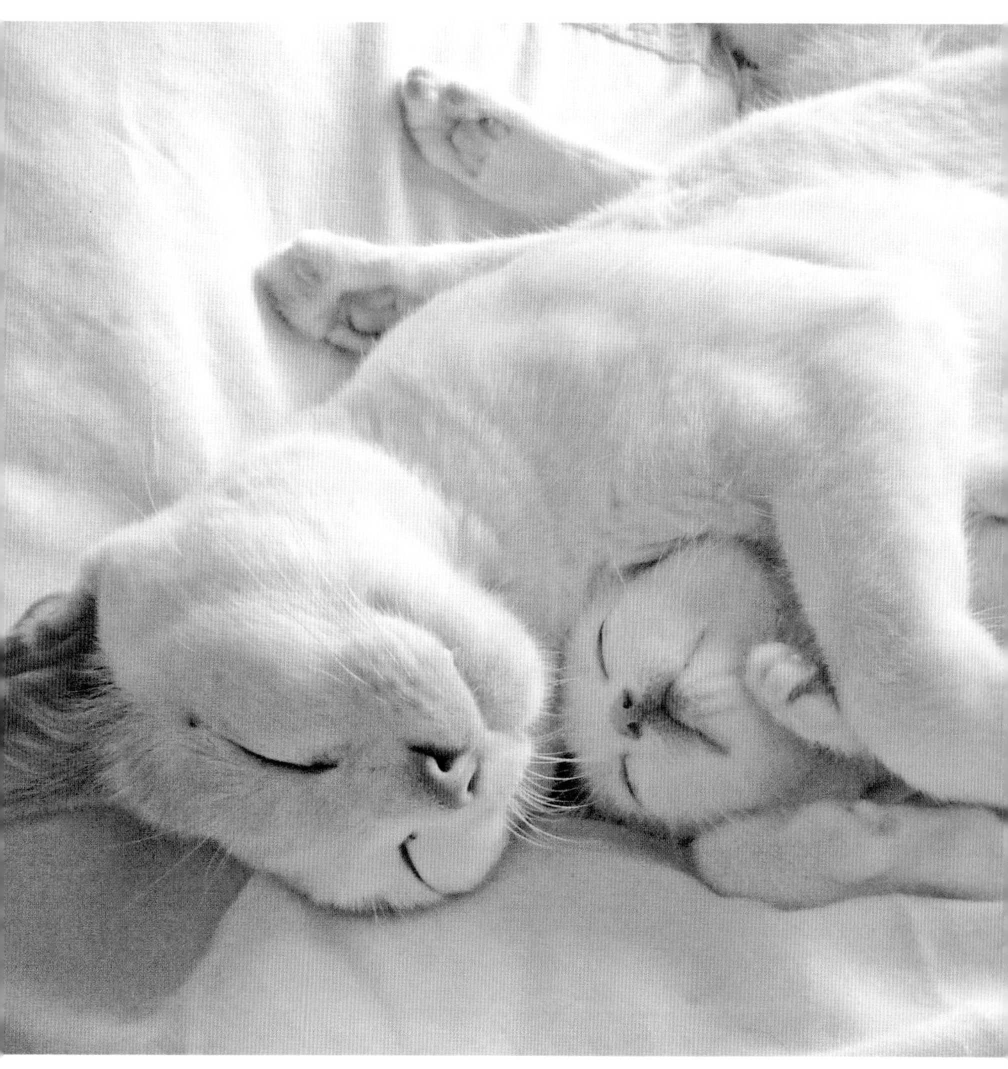

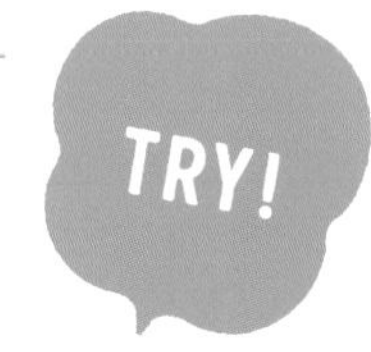

母猫瞑想

両側から左右の手を胸にあてがって、胸の広さを確かめます。第4チャクラ「アナハタ」に意識を向けます。

目を瞑って、息をゆっくり吸い込み、静かに吐き出します。この呼吸を続けながら、ねこ瞑想を進めていきます。

パートナーキャット「母猫」を迎えます。「母猫さん、あなたの力を貸して」「あなたの愛で満たしてほしい」など、心の中で伝えましょう。

あなたは母猫に甘える子猫ような、無垢で無防備な存在です。

全ての緊張を解き、母猫の柔らかな胸元に身をあずけましょう。母猫はふかふかとした温かな体であなたを迎え入れ、やさしく包む

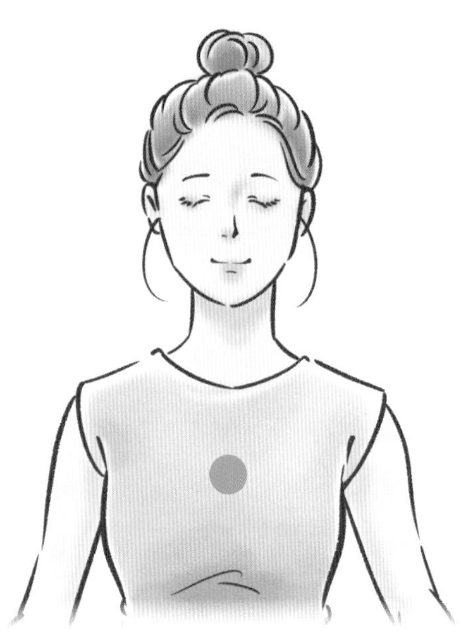

ように抱きしめてくれます。

ひと呼吸ごとに安心と安全を感じます。

あなたは母猫に守られ、無条件に愛される存在です。

母猫は心地の良いゴロゴロ音であなたに愛を伝えます。あなたも愛に満たされた気持ちで応じましょう。母猫を見つめると、ゆっくりとした瞬きを返してくれます。

呼吸を深めるごとに、母猫のフサフサの被毛に包まれていきます。母猫の体温が伝わってきて、心がほかほかと温まっていくのがわかります。

母猫の愛情で胸が満たされた感覚が、終わりの目安です。

大きく息を吐き出しましょう。

母猫に胸いっぱいの感謝を伝え、終了です。

ゆっくりと目を開けましょう。

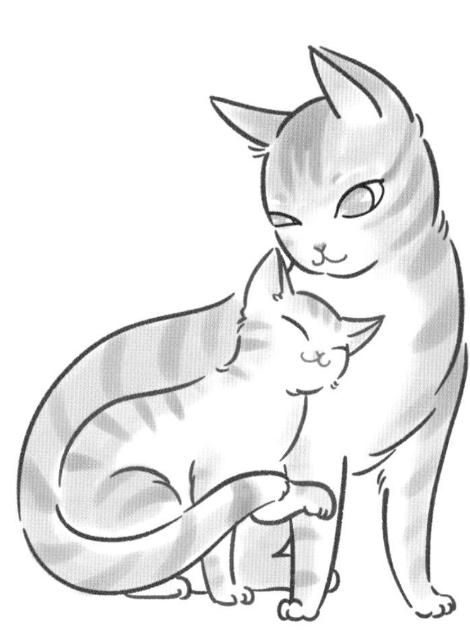

【母猫瞑想チャート】

1 姿勢を正して座る

↓

2 第4チャクラ（胸）を意識する

↓

3 目を瞑り、深い呼吸をする

↓

4 母猫を迎える

↓

5 母猫の胸に抱かれて、生命力を満たす

↓

6 母猫に感謝の言葉を伝える

↓

7 ゆっくりと目を開ける

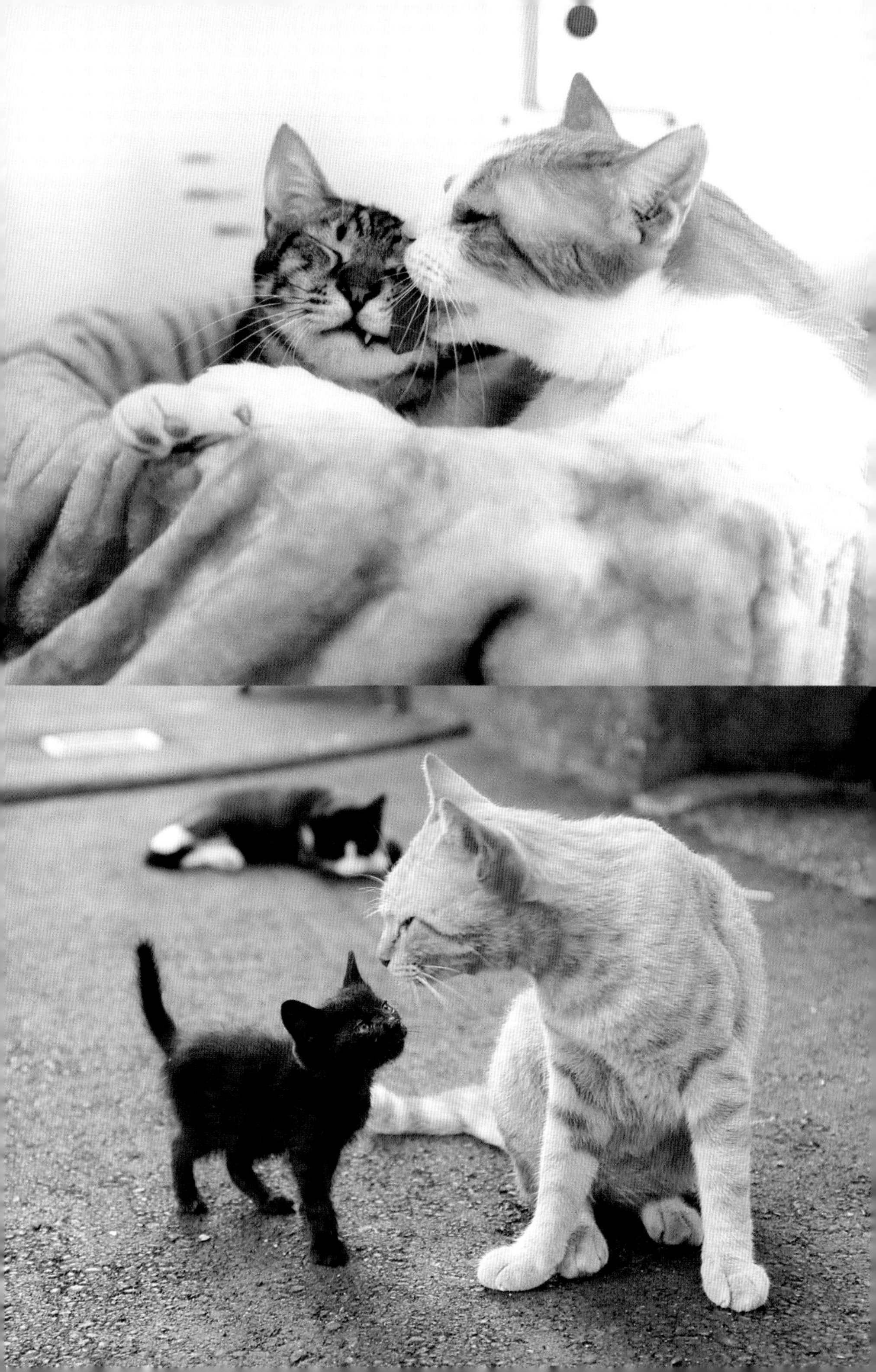

茶トラ猫瞑想

心のつかえが取れて、コミュニケーションが円滑になる

茶トラ猫瞑想の効果

猫の中でも特にフレンドリーといわれる茶トラ猫は、アピール上手で優しく、生涯甘えん坊の猫が多いのが特長です。人とはもちろん猫とも良好な関係を築きやすく、猫同士や人と猫のクッション役になってくれることも少なくありません。

茶トラ猫瞑想は、言いたいことが言えずストレスを溜めている人はもちろん、逆に口数が多く過剰に自己表現をしてしまう人や、聞き間違いが多い人など、コミュニケーションに問題や不安を抱えている人におすすめです。

茶トラ猫のようにコミュニケーション上手になり、人からの信頼を得られるようになるでしょう。コミュニケーションの不安がなくなるので、感情表現も豊かになります。

何かが喉につかえたような感覚が取れ、体調面でも喉や視聴覚の不調が緩和されます。

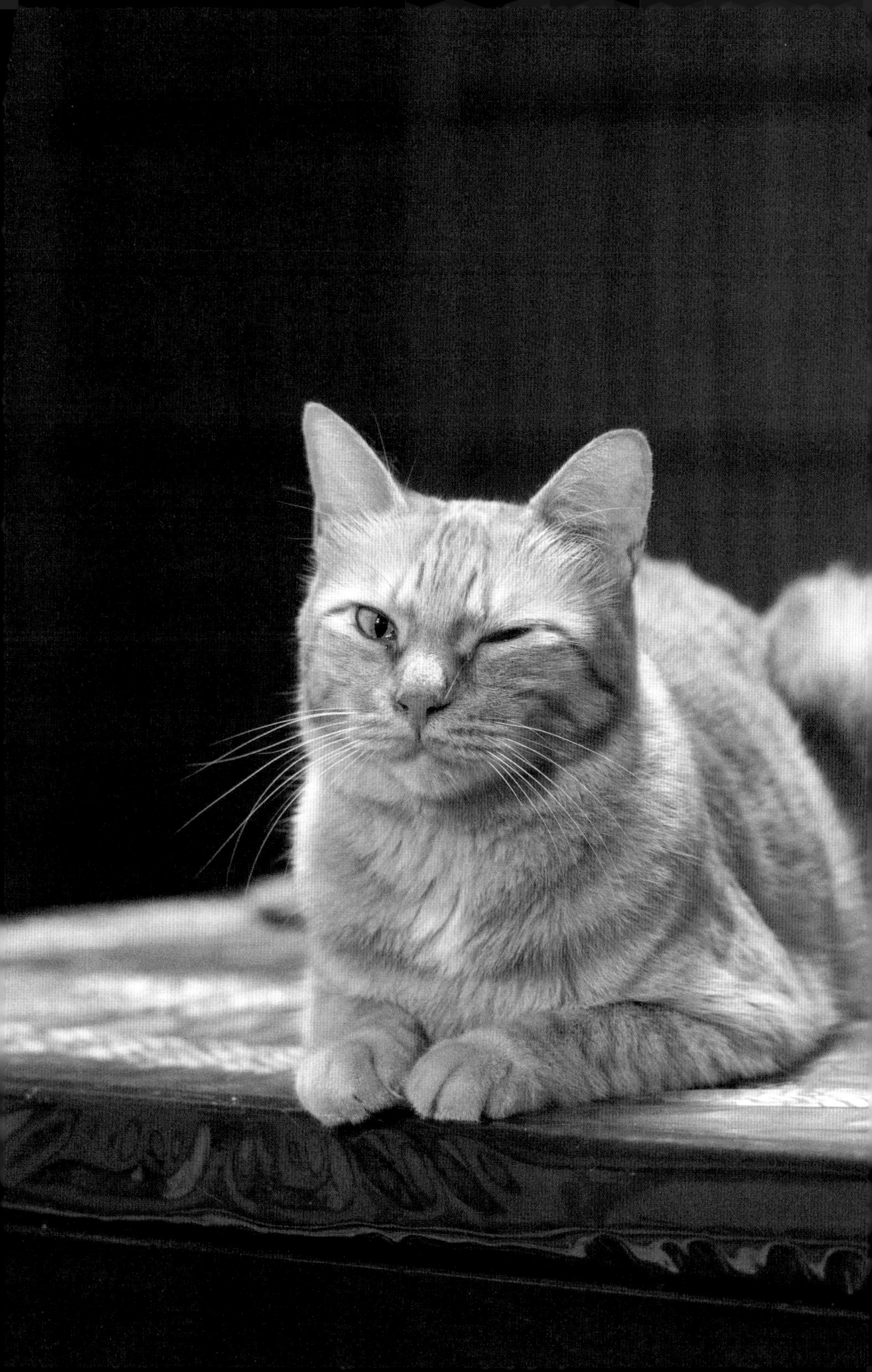

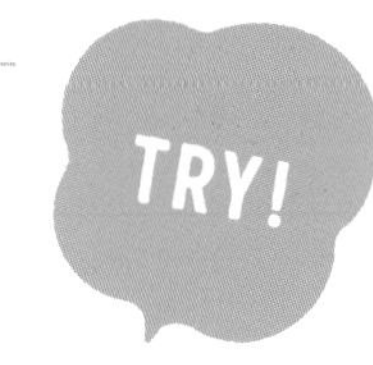

茶トラ猫瞑想

正しい姿勢を意識しながら、首をすっと伸ばしましょう。喉のあたりにある第5チャクラ「ヴィシュッダ」に意識を向けます。目を瞑って、息をゆっくり吸い込み、静かに吐き出します。この呼吸を続けながら、ねこ瞑想を進めていきます。

喉に意識を向けて呼吸をすると咳き込むことがありますが、これは第5チャクラの瞑想ではよく起こる〝浄化のサイン〟ですので安心してください。咳に溜まっていたものを呼吸とともに外へ出してしまいましょう。

パートナーキャット「茶トラ猫」を迎えます。人懐っこい茶トラ猫は、あなたを見つけると尾を上げてやってきます。「おいで」と声を掛けると、あなたの膝や手に、頭をこす

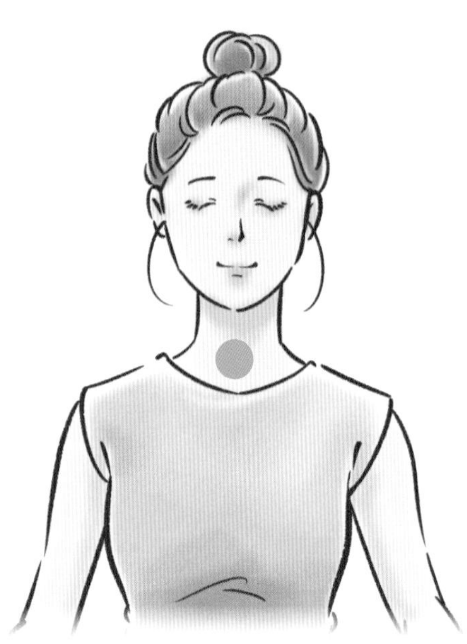

りつけて甘えます。
茶トラ猫を優しく撫でてあげましょう。頭から首元、背中から腰まで、たっぷりと撫でてあげます。懐っこい茶トラ猫はお腹を出して甘えます。ふわふわのお腹もしっかりと撫でてあげましょう。
茶トラ猫はゴロゴロと喉を鳴らしています。喉のあたりも優しく撫でましょう。幸せなゴロゴロ音が、撫でる手から肩を伝ってあなたの喉まで響いてきます。優しい振動音を、喉でゆっくり感じましょう。
茶トラ猫のゴロゴロが、あなたの喉につかえたものを流し出してくれます。
喉が軽くなって詰まりが取れ、爽やかな感覚で満たされたら終わりの目安です。
大きく息を吐き出しましょう。
愛らしい茶トラ猫に感謝を伝え、終了です。
ゆっくりと目を開けましょう。

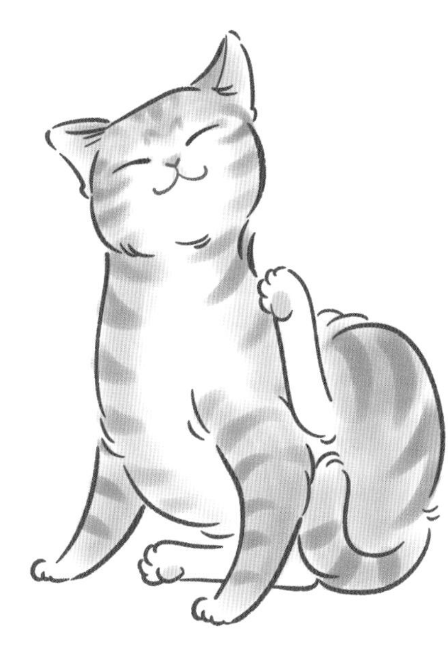

【茶トラ猫瞑想チャート】

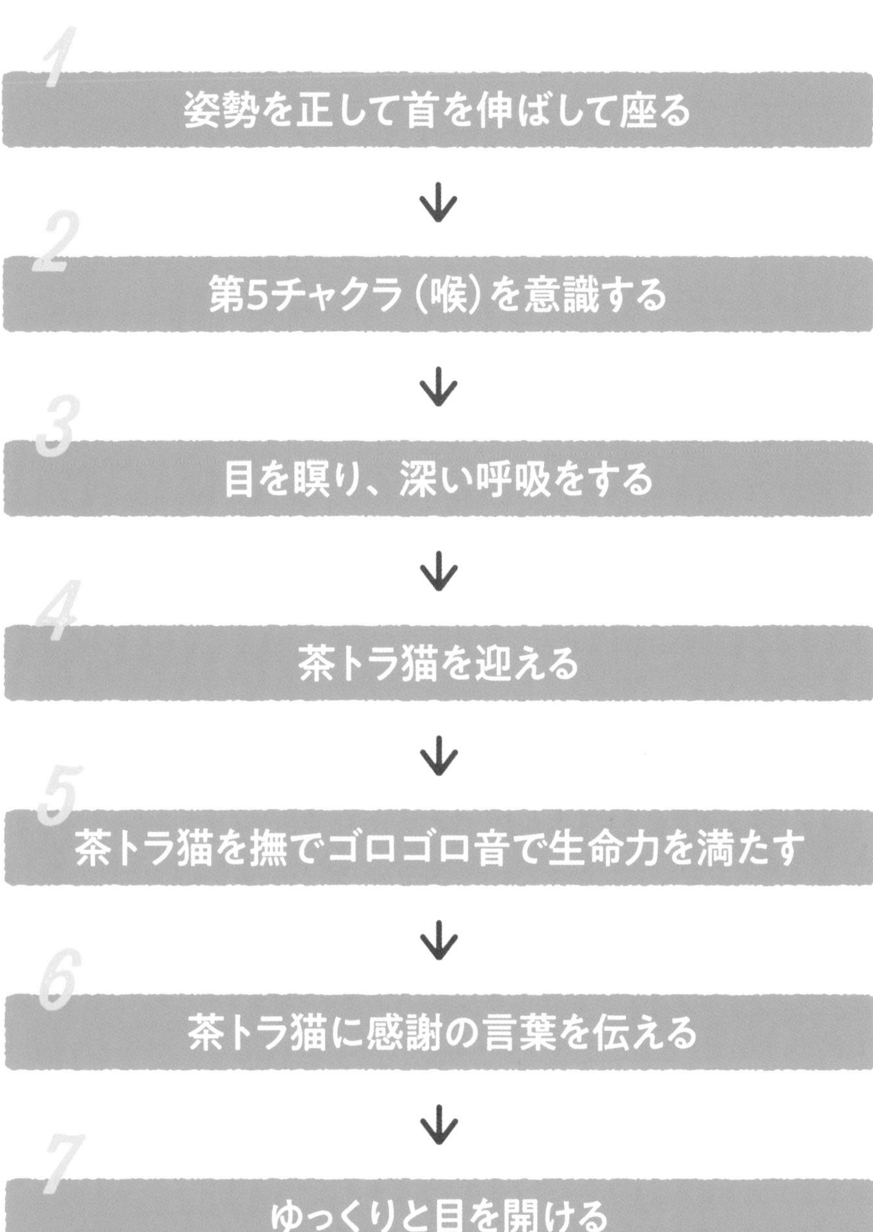
1
姿勢を正して首を伸ばして座る
2
第5チャクラ（喉）を意識する
3
目を瞑り、深い呼吸をする
4
茶トラ猫を迎える
5
茶トラ猫を撫でゴロゴロ音で生命力を満たす
6
茶トラ猫に感謝の言葉を伝える
7
ゆっくりと目を開ける

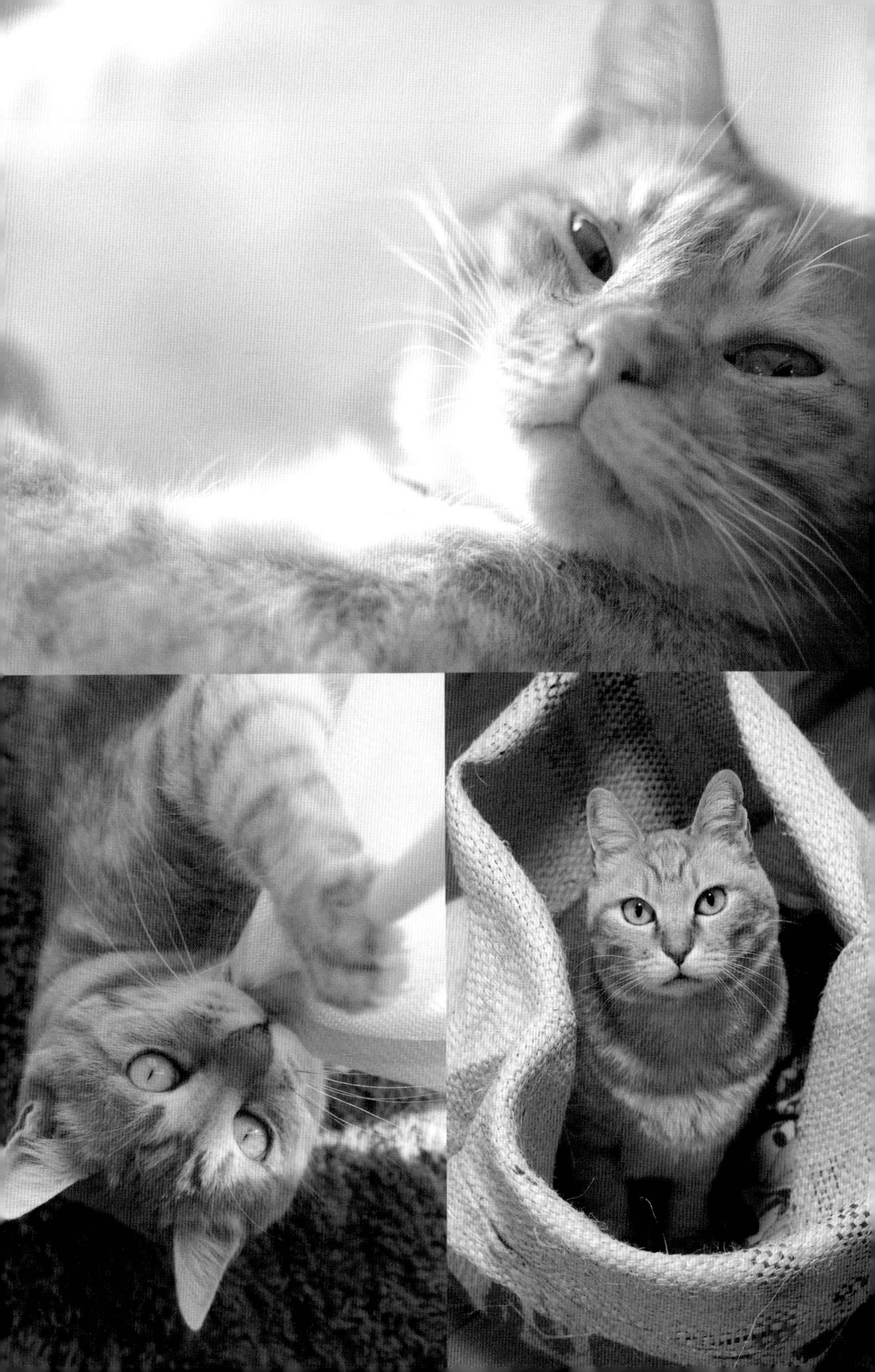

三毛猫瞑想

情報に惑わされない、鋭い観察眼と判断力を手に入れる

三毛猫瞑想の効果

三毛猫は「猫の中の猫」といわれるほど好き嫌いが激しい一方で、甘えたい時はとことん甘えるという気分屋です。学習能力が高く状況をよく観察しており、優れた洞察力と判断力も併せ持っています。

三毛猫瞑想は、情報整理が苦手な人、冷静に状況を判断できない人、他人を疑いがちな人におすすめです。

物事を客観的に観察し、自分の考えで判断できるようになります。他人の意見に左右されず、むやみに人を疑ったり批判したりすることもなくなります。直観や創造力が磨かれ、明確なビジョンを持てるようになるでしょう。

また、睡眠不足や慢性的な頭痛の緩和も期待できます。

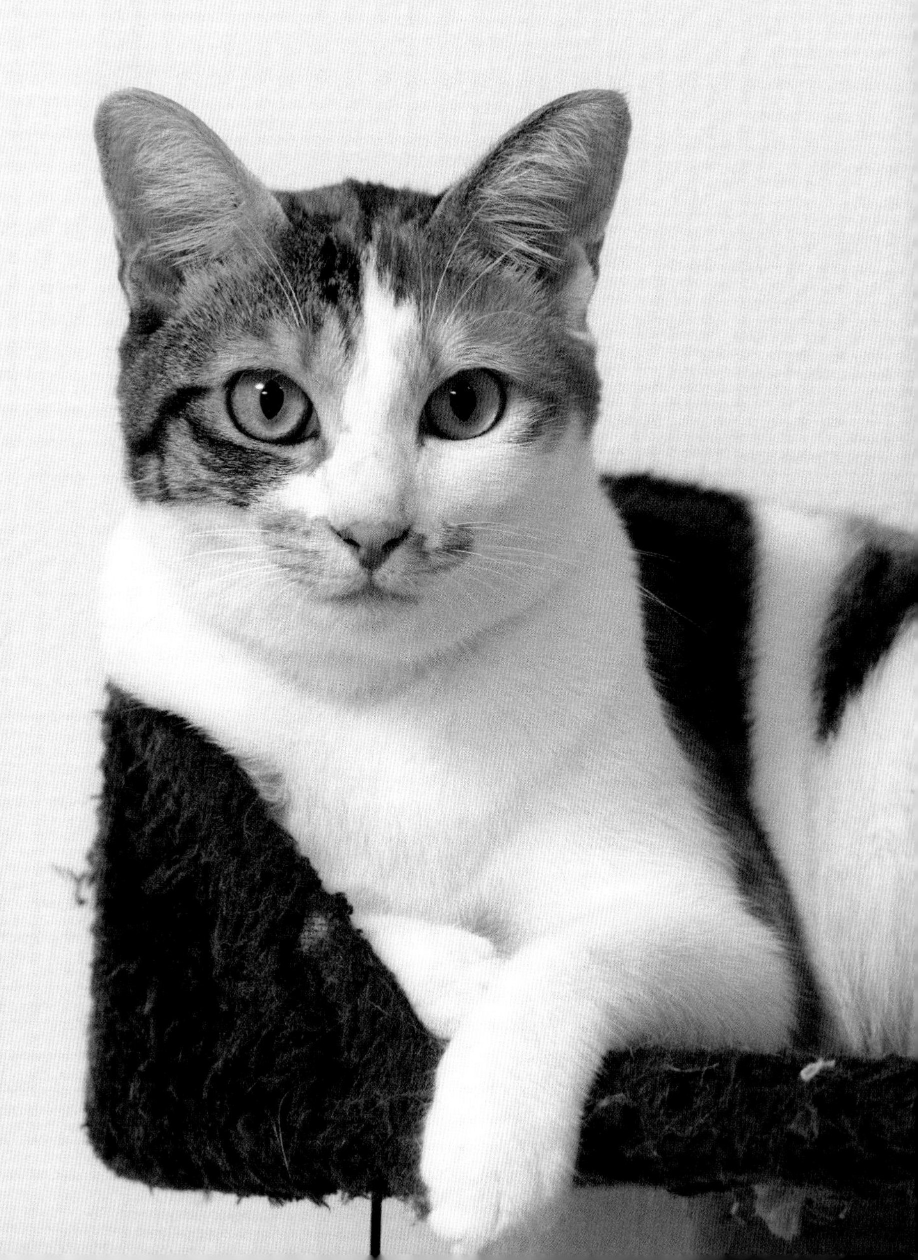

三毛猫瞑想

首から頭部にかけてのエネルギーの滞りは首や肩の凝りからきています。何度か肩を上下させ、軽く凝りをほぐしておきましょう。目と目の間から奥に5センチほど深いところに位置する第6チャクラ「アジナ」に意識を向けます。

目を瞑って、息をゆっくり吸い込み、静かに吐き出します。この呼吸を続けながら、ねこ瞑想を進めていきます。

特に、常に思考をフル稼働させている方、パソコンやスマホで眼を酷使している方は、疲労や不要になった思考を、呼吸とともに吐き出しましょう。

パートナーキャット「三毛猫」を迎えます。「三毛猫さん、あなたの力を貸してほしい」「あ

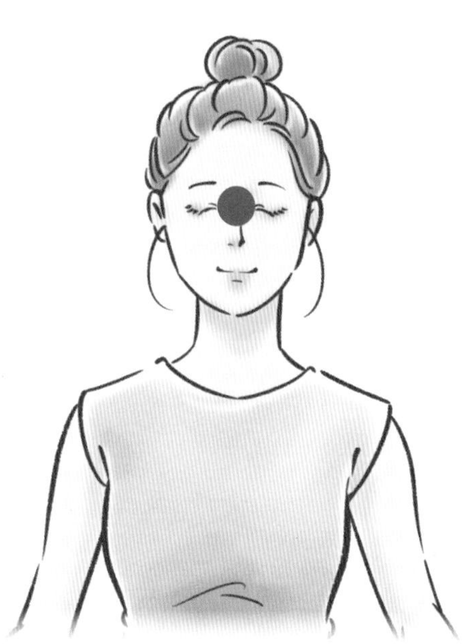

なたの賢さで手伝ってほしい」など、自分の言葉で伝えましょう。

賢い三毛猫は、しばらくあなたのことをじっと観察していますが、おでこをそっとさし出してきます。猫同士の挨拶のように、おでことおでこをくっつけましょう。

三毛猫の息遣いに合わせて、呼吸を深めます。

三毛猫の英知が、おでこを通して伝わってきます。三毛猫の持つ知性や判断力があなたに浸透していくのを感じましょう。

ひと呼吸ごとに古いエネルギーが消え、新しいエネルギーで満たされていきます。

目と目の間がパワーで満たされるのを感じたら、終わりのサインです。

大きく息を吐き出しましょう。

美しい三毛猫に感謝を伝え、終了です。

ゆっくりと目を開けましょう。

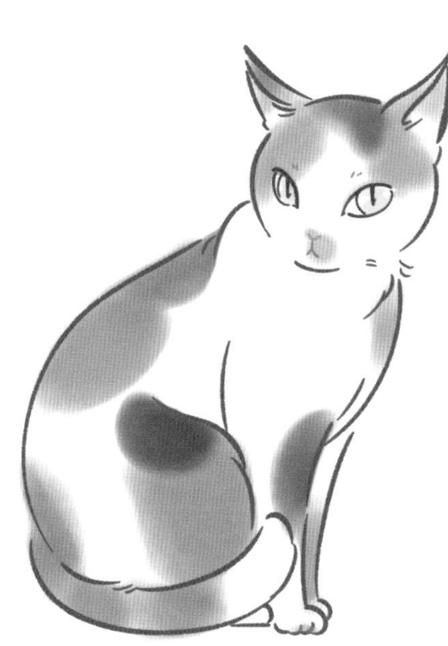

【三毛猫瞑想チャート】

1
肩の凝りをほぐし、姿勢を正して座る

↓

2
第6チャクラ（目と目の間）を意識する

↓

3
目を瞑り、深い呼吸をする

↓

4
三毛猫を迎える

↓

5
おでこを合わせ、生命力を満たす

↓

6
三毛猫に感謝の言葉を伝える

↓

7
ゆっくりと目を開ける

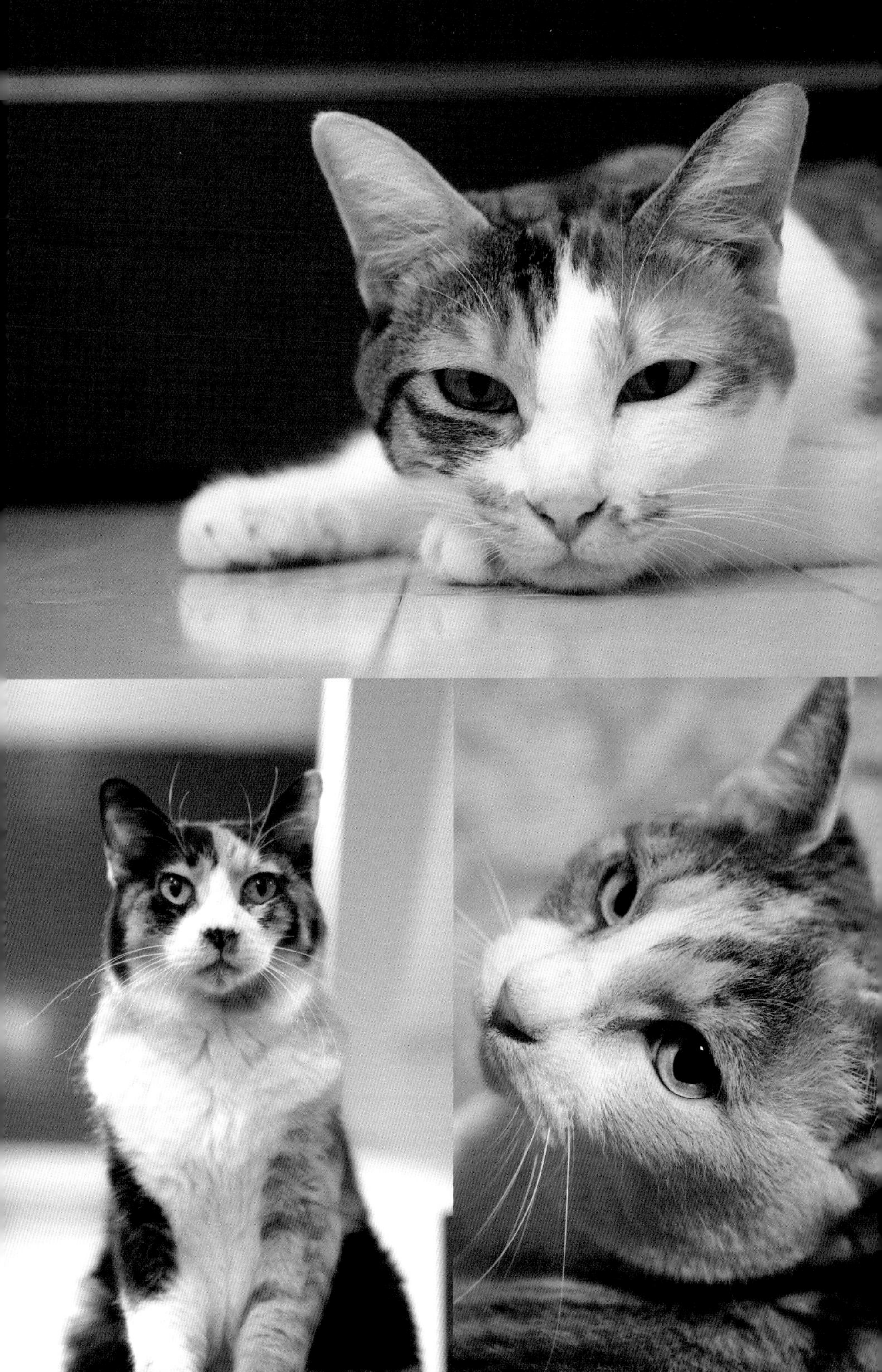

シャム猫瞑想

全ての繋がりを感じながら、霊的な自分と出会う

シャム猫瞑想の効果

気品溢れるシャム猫は、オリエンタルな猫特有の激しさも秘めています。

第7チャクラ「サハスラーラ」はチャクラの最高峰といわれています。私たちが今いる3次元の世界と未知の世界を繋ぐ神聖なチャクラとされており、瞑想の初期段階で実感することは大変難しいとされています。

実は第7チャクラをむやみに活性化させてしまうと、危険がともなうともいわれています。車の運転でいえば、初めて一般道路に出て、いきなりギアをトップスピードにあげて走ろうとするのと同じです。やみくもにおこなえば、人格破綻であったり、黒魔術や呪術などに没頭してしまったり、悪い方向で宗教に傾倒してしまったりする可能性も。

無理に活性化しようとしなければ危険なことは起こりませんが、本書においては積極的におすすめするものではありません。ねこ瞑想をしっかり習得してくると、自然と体感できる場合もあります。

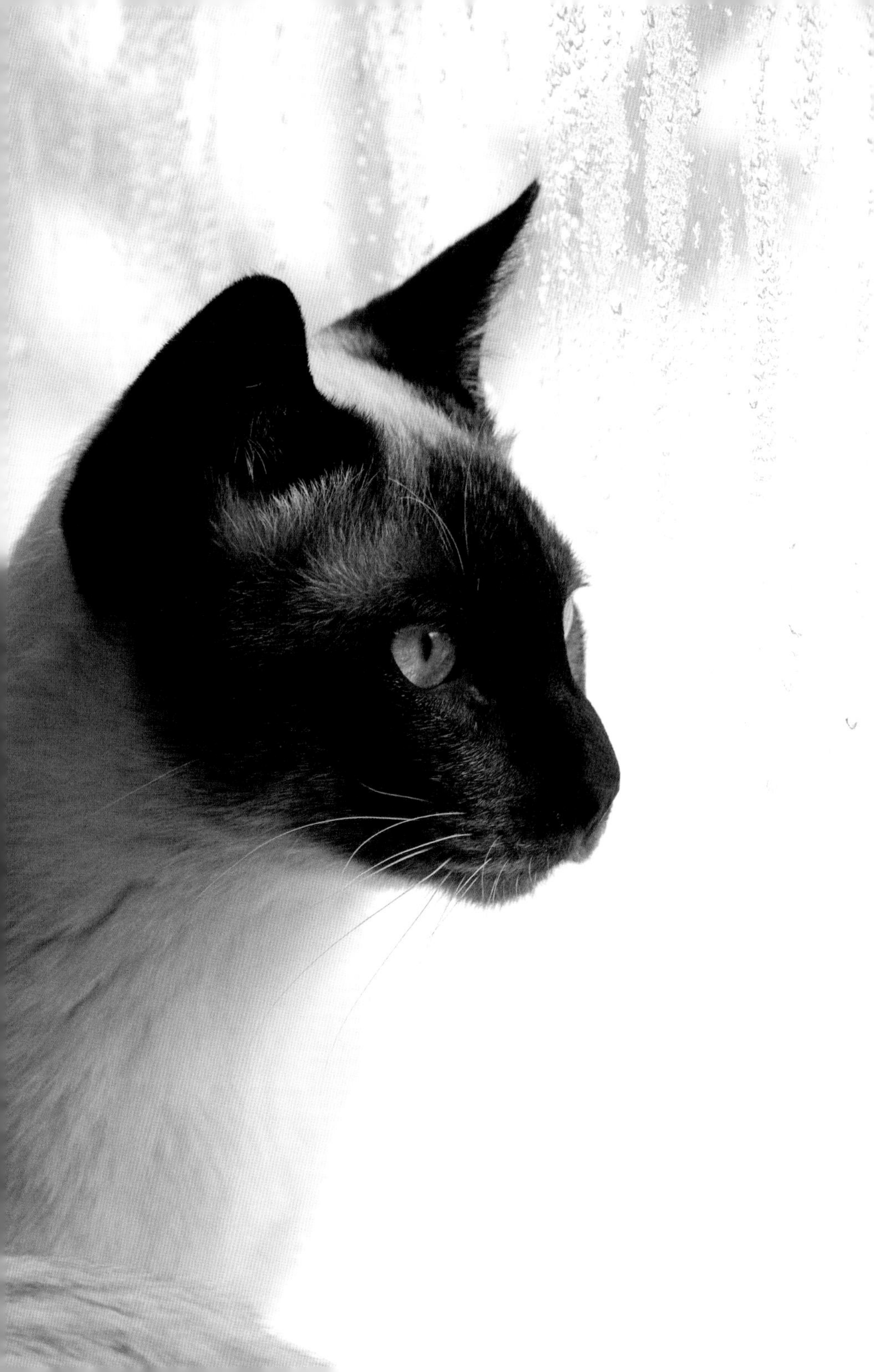

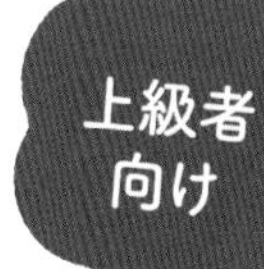

シャム猫瞑想

7色の呼吸瞑想や第6チャクラの三毛猫瞑想をしている時、まれに美しい紫色の光を感じたり、宇宙と一体になったような、ゆったりした安心を感じることがあります。そんな時、第7チャクラの瞑想をおこなってみましょう。

頭頂部と眉間の奥の交わる第7チャクラ「サハスラーラ」に意識を向けます。目を瞑って、息をゆっくり吸い込み、静かに吐き出します。この呼吸を続けながら、ねこ瞑想を進めていきます。

パートナーキャット「シャム猫」を迎えます。「シャム猫さん、宇宙の神秘を見せてほしい」と心の中で伝えましょう。

長い尾を天へ通じるアンテナのように伸ばしたシャム猫が、サファイヤブルーの神秘的な

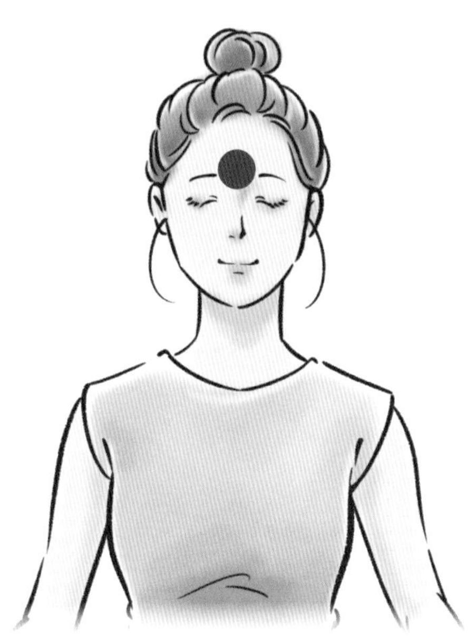

瞳であなたを見つめます。瞳の奥に吸い込まれていくイメージで、深い呼吸を続けましょう。
瞳の奥には、宇宙のような濃い紫の大空間が広がっています。
あなたの指は、シャム猫の長い尾と緩やかに繋がっています。安心して力を抜き、全身を任せてください。全てと一体になったような安らぎを感じましょう。

頭頂部が澄んで冴えきったような感覚を覚えたら終わりの目安です。
この感覚に到達しない場合や、もし途中で少しでも不安を感じたら、シャム猫の姿を思い浮かべてください。シャム猫はすぐに飛んで来ます。あなたの身体に長い尾をまきつけるようにして引き寄せ、あなたを部屋に引き戻してくれるので安心してください。

シャム猫に感謝を伝えて、終了です。
ゆっくりと目を開け、現実の世界をしっかり確認しましょう。

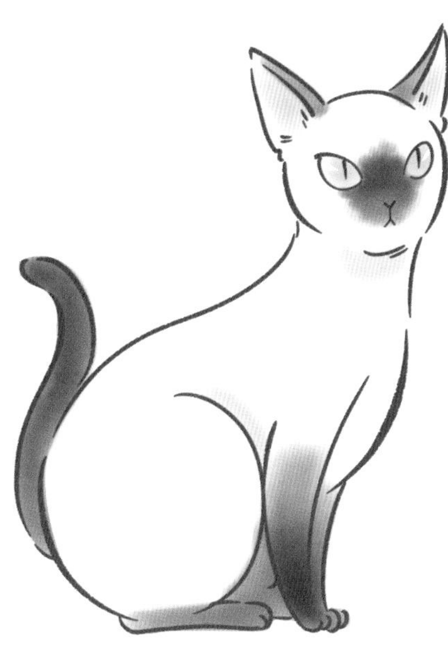

【シャム猫瞑想チャート】

1 姿勢を正して座る

↓

2 第7チャクラ（眉間の奥）を意識する

↓

3 目を瞑り、深い呼吸をする

↓

4 シャム猫を迎える

↓

5 全てと一体となった感覚で生命力を満たす

↓

6 シャム猫に感謝を伝える

↓

7 ゆっくりと目を開ける

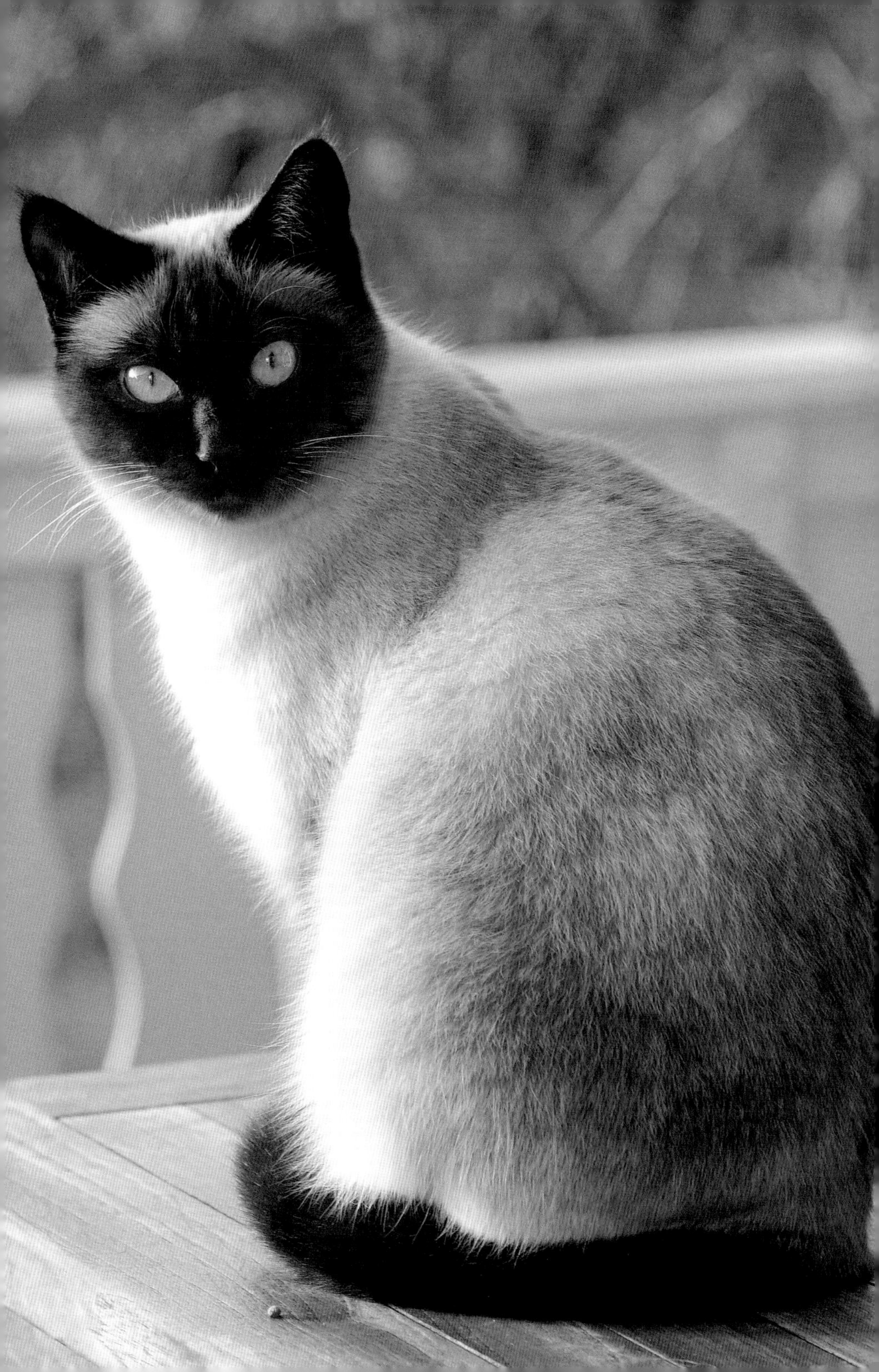

ねこ瞑想Q&A　その3

Q. 瞑想に集中できない時はどうしたらいい？

A　どうしても気が散って、瞑想に集中できない時もあります。普段は気にも留めない生活音が気になってしまったり、雑念が次から次へと湧いてきたり……。そんな時は、心のざわつきを静めるために7色の呼吸瞑想をおこないましょう。それで心が落ち着けば、ねこ瞑想を再開しても構いませんし、今日はおしまいにしてもOKです。

荷物が届いたり電話が鳴ったりして瞑想を中断した場合は、何度か深く呼吸をして、中断したところから再開します。どうしても集中が途切れてしまったら、7色の呼吸瞑想に戻りましょう。7色の呼吸瞑想で集中力が回復したと感じたら、中断したところへ戻ってください。集中が回復しなければ、その日は終了しましょう。

ちなみに瞑想で求める「集中」は修行僧のような「無の境地」とは異なります。集中とは、気持ちが良くて楽しいことに、我を忘れて没頭している状態のことです。22ページで「瞑想の理想は猫の狩りの姿」というお話をしました。猫が狩りに集中している時は、無の境地でしょうか？　いいえ、きっとこんな気持ちです。「ねずみがあの穴から出てくると思ったらワクワクするよ！」。

こんな気持ちで瞑想に取り組んでいただければ、「集中できない！」と思い悩むことも少なくなるように思います。猫をお伴におこなう「ねこ瞑想」は集中するのにうってつけ。ぜひねこ瞑想を楽しんでください。

PART 4

ねこ瞑想を楽しく続けよう

ねこ瞑想の組み合わせ

組み合わせは3つまで

慣れてきたら、ねこ瞑想を組み合わせてみましょう。
組み合わせる数は、多くても3つまで。
本書でおすすめする瞑想時間は、15分~20分としていますので、7色の呼吸瞑想と合わせて、3つが適切です。通常、目を閉じてから眠るまで平均で約20分といわれているので、20分以上瞑想を続けると脳が眠りのモードになり、眠くなってしまうためです。
お悩みキーワードや気になる猫を基準に、ねこ瞑想を最大3つまで選びます。
頭頂に近いチャクラのねこ瞑想から順におこなってください。
一つ目のねこ瞑想で効果を得られたら、次のパーツに移りましょう。「三毛猫瞑想はここまで」と声に出したり、124ページで紹介するヒーリングベルを鳴らして音による区切りをつけたりしても良いですし、区切らず自然に移行させても構いません。集中の途切れない方法を見つけましょう。この時、必ずパーツごとのパートナーキャットに感謝を伝えてから次に移ります。
次の部位のねこ瞑想に移行したら、次のチャクラに静かに手を置いて、チャクラを確認しながらおこないます。
全ての瞑想が終了したら、その日に登場した全てのパートナーキャットに改めて感謝を伝えましょう。ゆっくりと目を開いて、終了です。

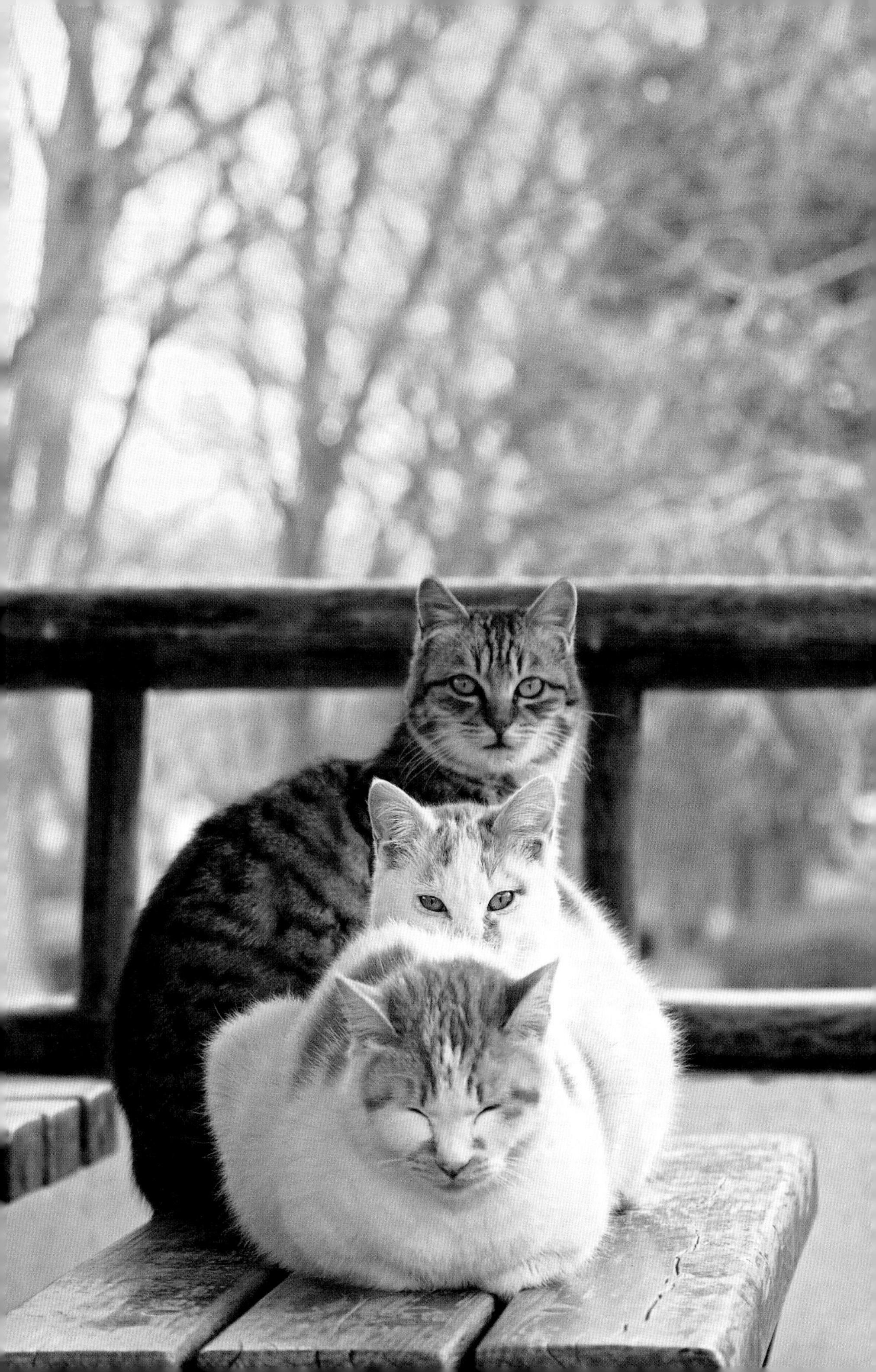

ねこ瞑想を続けるコツ

完璧を目指さない

瞑想を長く続けるには、自分に厳しくしすぎないことが大切です。繰り返しになりますが、瞑想は厳しい修行ではありませんから、ハードルを上げすぎないようにしてください。自分を癒しリフレッシュするのが目的なのに、「私は〇〇だから上手くできないんだ」などと自分をジャッジしていたら、本末転倒です。

「毎日やらなきゃ」「ちゃんとやらなきゃ」と自分にプレッシャーをかける必要もまったくありません。ちょっと気持ちが離れたら、休んでもいいのです。スランプを感じた時は、猫の性質を思い出してみましょう。うまくいかない時の猫は……そう、身体を舐めたりあくびをして、素早く気持ちを切り替えていましたね。

実は瞑想を特別視しないことも、長く続けるコツです。効果を期待しすぎて瞑想を特別な時間にしてしまうと、続けるのが負担になってしまいます。歯みがきやお風呂と同じくらいのテンションで取り組んだ方が案外長続きするものです。日々のルーティンのような〝ふつうの〟気持ちで続けてみましょう。

3～4ヶ月たてば、きっとこんなふうに自然と瞑想とつきあえるようになるでしょう。

「あ～、今日は疲れた。とりあえず、瞑想しよう！」

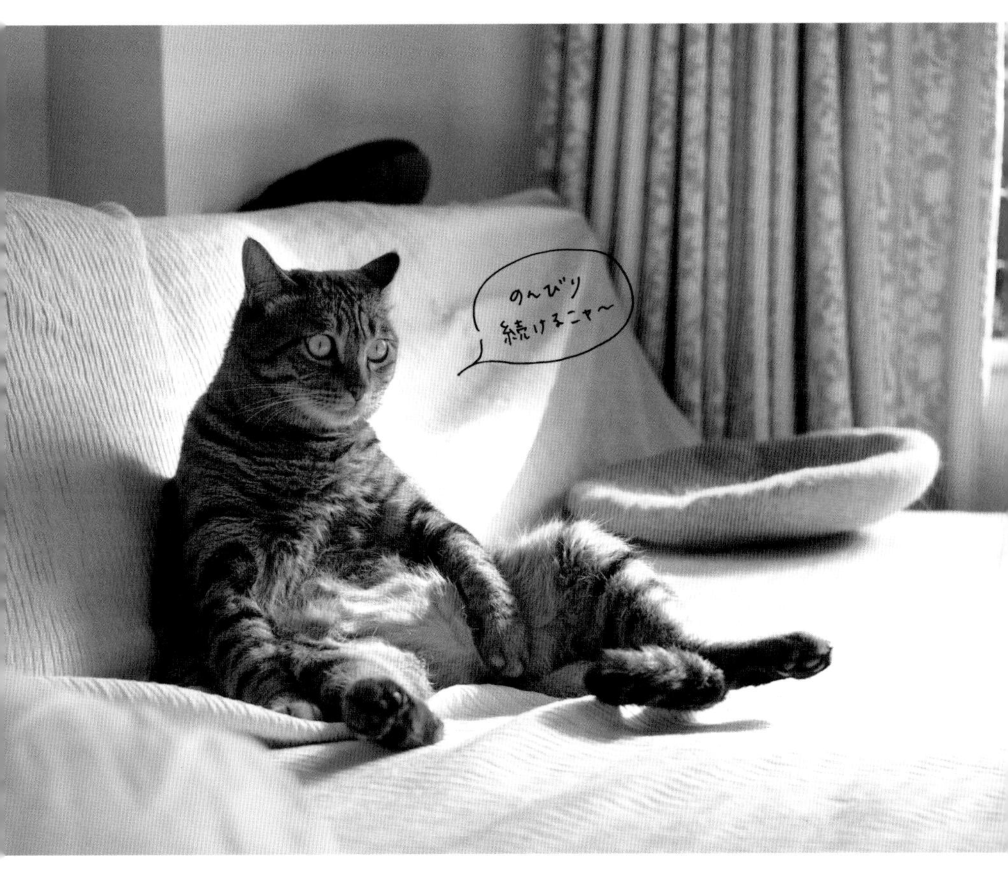
のんびり
続けるニャ〜

おすすめグッズ&ショップ

瞑想をより楽しむために、香りやヒーリングベルなどの音の効果を取り入れるのもおすすめです。場の空気を浄化してリラックスがさらに深まり、瞑想に入りやすい環境作りを手伝ってくれます。

ITEM No. 1

ヒーリングベル（ティンシャ）

正式名は「ティンシャ」という、チベット仏教の法具です。小さいシンバルのような形で、誰でも簡単に鳴らすことができます。瞑想の始めは、場を浄化し脳をリラックスさせるために、瞑想の終わりには意識を目覚めさせ、終了の合図として使います。猫も耳を澄ます美しい音色は、一度聞いたら忘れられないほどです。

ITEM No. 2

シンギングボウル

ヒーリングツールとして、ヨガや瞑想に広く使われています。スティックを使って鳴らすと、倍音という音の成分が心身の奥に浸透して癒されます。他にクリスタルボウルなど材質の違うものもあり、鳴らす人によって音色も変化します。店頭やネットなどで試聴し、好みの音色を探してみるのも楽しいでしょう。

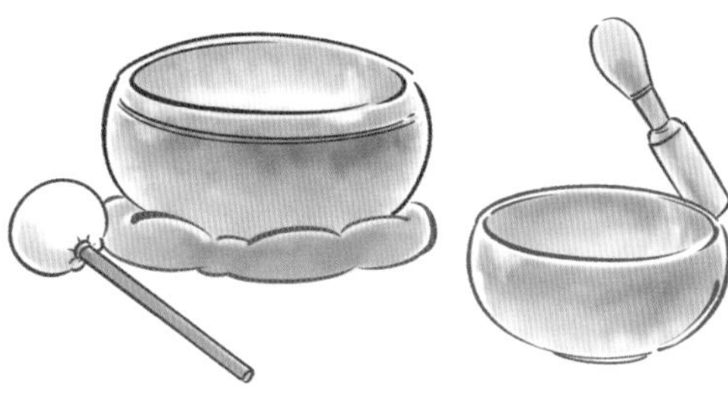

ITEM No. 3

ヒーリングティ

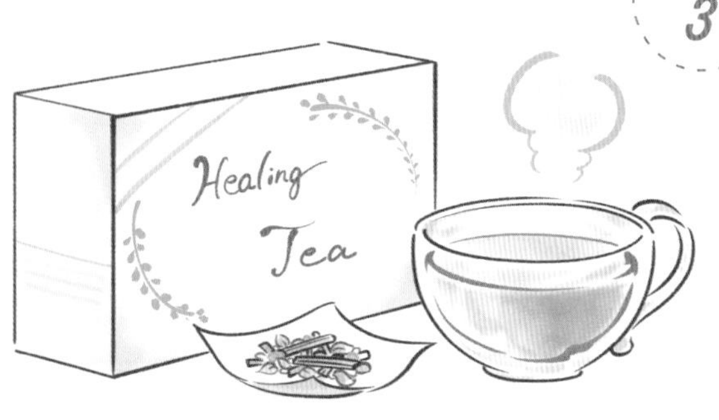

日々のリラックスタイムだけでなく、瞑想前にひと口飲むお茶は、香りが気持ちを和らげてくれます。また、瞑想後は余韻を味わいながら、水分補給としていただくことをおすすめします。天然ハーブを使用した、ミネラル、ビタミンをたっぷり含んだものが良いでしょう。寝る前に瞑想をおこなう時には、ノンカフェインのものを。

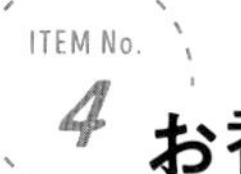

お香

薫香と瞑想は、古くからとても良い組み合わせとされてきました。瞑想の導入部に使うだけでなく、たまに趣向を変えて、香りに集中する瞑想へ変更するという使い方もできます。香りは瞬時に脳内に達し、深いリラックス効果を得られます。猫と暮らしている方には、猫に禁忌な精油もあるので注意の上、良質なお香をおすすめします。

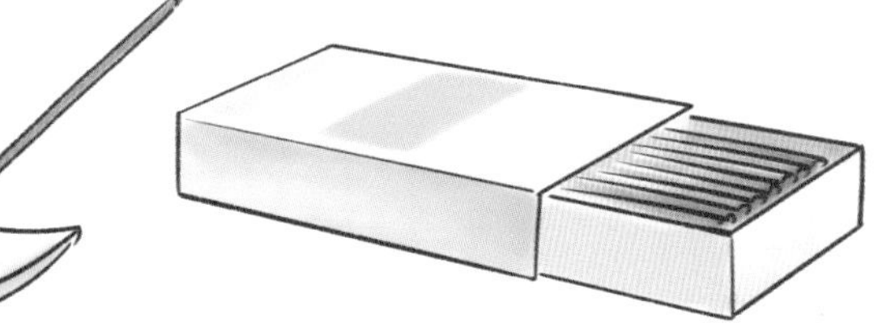

ITEM No.
5

バスソルト

高品質なヒマラヤ岩塩にハーブや精油を混ぜたバスソルトは、瞑想前後の入浴時はもちろん、いつものバスタイムに使えば心身の浄化を助けてくれます。猫がいてアロマオイルを控えている方も、お風呂なら安心です。自分で好きな香りをブレンドすれば、あなただけの特別なバスソルトが簡単にできますよ。

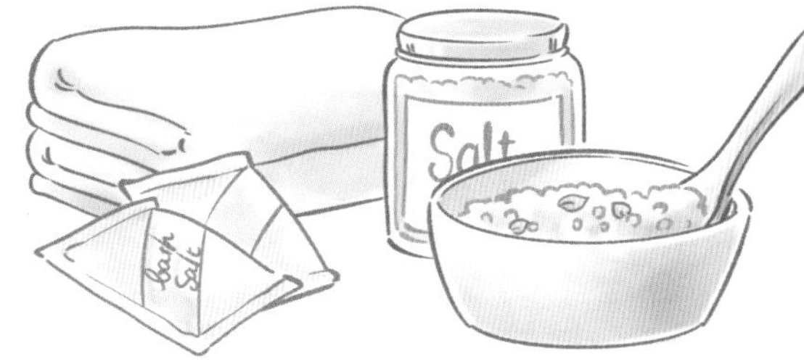

おすすめショップ

アマナマナ・シンギングボウル サロン＆スクール

最近ではヒーリンググッズを扱うショップも増え、安価で気軽に手に入るものもありますが、より高い効果を実感できる、作り手が確かな高品質のものをおすすめします。「アマナマナ・シンギングボウル サロン＆スクール」は、日本で唯一、本場チベット密教法具工房と販売契約を結んでいる、ヒーリンググッズとシンギングボウルの専門店です。ヨガ講師やセラピストからの支持も厚く、どれも信頼できる高品質なものを取り扱っています。

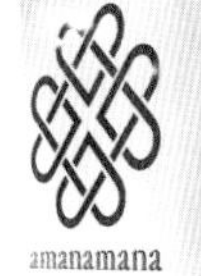

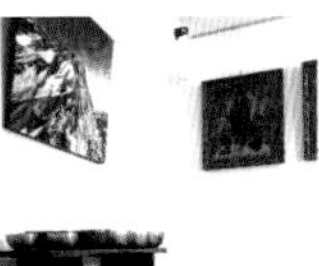

SHOP DATA

東京都港区西麻布4-14-17
営業時間 12:00-18:00 休業日 水・日・祝日
TEL 03-4455-4005（代） HP https://www.amanamana.com

おわりに

最後まで読んでいただき、ありがとうございます。いかがでしたか？　初めての方はチャクラの呼び名や意味、イメージの仕方など覚えることがたくさんあって大変かもしれませんが、あなたに合った箇所だけでも取り入れて、日々の生活に役立てていただけたら嬉しく思います。

私は普段「アニマルコミュニケーター」という仕事をしています。飼い主さんからの相談を受け、ペットの声を聞く「動物たちの心の声の通訳者」といえば、イメージしやすいでしょうか。日本ではまだ馴染みが薄いですが、欧米では１９８０年代から普及しはじめ、動物病院などのカウンセリングに活用されています。

約10年間、延べ３０００頭の動物たちの声を聞いてきましたが、どのペットにも共通していえるのは、彼らは私たちが思っている以上に感情豊かで、いつどんな時でも、常に飼い主の幸せを願い、飼い主への愛に溢れているということです。その純真さと愛情深さには毎回驚かされ、深い敬意を感じています。

その中で、今までペットの問題行動やお悩みと思われていたことの多くが、実は飼い主の心の在り様や、悩みを反映しているものであるケースが非常に多いことに気づいたのです。忙しさで心に余裕がなくなっていたり、不安や悲しみで前が見えなくなっていたり、情報過多で自分を見失っていたり……。つまり、私たちが瞑想で癒され、心に余裕を取り戻して幸せに日々を過ごせれば、愛する猫たちやペットも幸せでいられる――そのことへの気づきが、本書を手掛ける大きなきっかけになりました。

また、私が活動の拠点にしている保護猫カフェもその一つです。今回、横浜にある「猫カフェミーシス」のメンバーたちが、写真で友情出演してくれました。ミーシスをはじめとする保護猫カフェでは、元の飼い主と一緒に暮らせなくなった猫や、さまざまな事情で保護された猫が、新たな里親さんとのご縁を待っています。ミーシスには常時約30頭の猫たちが在籍していますが、みな個性豊かで魅力的な猫ばかりです。彼らには、本書に登場するパートナーキャットのキャラクターモデルとしてもたくさんヒントをもらいました。

もし、読者の中に興味を持ったり猫を迎える予定のある方がいれば、ペットショップではなく保護猫カフェを選択肢の一つに入れて、ぜひ足を運んでみてください。健康管理と手入れの行き届いた可愛い猫たちが、お出迎えしてくれることでしょう。保護猫の中には捨てられたり、虐待されて心に傷を負っている猫も少なくありません。今度こそ、生涯を共に過ごす方と巡り合い、愛される猫生を過ごしてほしい。そう切に願います。

最後に、本書の出版にあたり、深くお世話になったフリー編集者の高橋美樹さん、辰巳出版の斎藤実さん、小林裕子さんに感謝を捧げます。全て猫が取り持つご縁です。

思えば、私の幸せはいつも猫からやってきます。そんな大好きな猫たちにも、本書を通してささやかな貢献ができたなら、この上なく幸せに思います。

２０２０年8月　まどろむ愛猫たちと供に

前田　理子

前田理子　Maeda Riko

'96年ペットシッター「わんにゃんシッターWith」を開業。ペットシッティングの現場で「動物たちの幸せは、飼い主(人)の心の在り様による」ことを痛感し、ペットの内なる声を聞くアニマルコミュニケーターの勉強を開始。'14年、「アニマルコミュニケーション キキのテーブル」を開業。丁寧で心に響くセッションが口コミで広まり、不定期におこなっている保護猫カフェでのミニセッションは常に満席。横浜市で夫、3匹の愛猫と暮らす。
http://kikinotable.com/

イラスト	小野崎理香
デザイン	柴田紗枝(monostore)
DTP	和田康子
編集・執筆協力	高橋美樹
編集	斎藤実　小林裕子
写真	小森正孝 猫カフェ ミーシス　https://www.cat-miysis.com/ にゃプ／橋山香緒里／きむらかおり／wakaponsan／ くうまま／Miki／くみねこ／kawauso_cats／chiro-mama／ゆずなつ／モカココ／ ふなせひろとし(アフロ)／井口美里／あとむ／キウイ母／nozomi／ ハイシィ／webandi／横尾健太／チャン　※掲載順

『ネコまる』(辰巳出版)の投稿写真を使用させていただきました。
撮影者様、モデル猫様、素敵な写真をありがとうございました!

～毎日5分　ねこになる～

ねこ瞑想

2020年9月15日　初版第1刷発行

著者	前田理子
編集人	宮田玲子
発行人	廣瀬和二
発行所	辰巳出版株式会社 〒160-0022　東京都新宿区新宿2丁目15番14号 辰巳ビル TEL 03-5360-8097(編集部)　03-5360-8064(販売部) http://www.TG-NET.co.jp
印刷・製本	図書印刷株式会社

ISBN978-4-7778-2533-2 C0077